W0412974

Marta Brandner

Der Tod hat keine Farbe

Marta Brandner

Der Tod hat keine Farbe

Erzählungen

Verlag Schwind Wagner

Die Deutsche Bibliothek – CIP-Einheitsaufnahme

Brandner, Marta:
Der Tod hat keine Farbe : Erzählungen/Marta Brandner. –
1. Aufl.. – Stephanskirchen : Schwind Wagner, 2001
ISBN 3-9805969-4-X

1. Auflage 2001
© Verlag Schwind Wagner, Stephanskirchen 2001
Alle Rechte vorbehalten.
Satz: Buch-Werkstatt GmbH, Bad Aibling
Herstellung: Format Druck GmbH & Co. KG, Rosenheim
Printed in Germany
ISBN 3-9805969-4-X

Inhalt

Vorwort 7

Rote Haare 9

Allein 13

Der Sturz 19

Das Kinderzimmer 23

Wie mein Hund den Tod sah 31

Herztod 43

Morgen ist es soweit 55

Die Grabredenschreiberin 63

Colombine 71

Regines Selbstfindung 79

Die Götter siegen,
die Dämonen werden bezwungen 93

Die portugiesische Eröffnung 99

Die Umarmung 109

Der slowenische Schäfer 115

Eine letzte Tasse Kaffee 125

Recycling – Eine Betrachtung 131

Der Friedhof Stankt Peter zu Salzburg 135

Die Zeit 139

Vorwort

Wie schön, wie einzig tröstlich zu wissen,
daß der Geist nicht sterben kann, unter keinen
Qualen, durch keine Verleugnungen, in keinen Wüsten.
Dies zu wissen macht das Fortgehen leicht.
Franz Marc

Zweimal habe ich in meinem bisherigen Leben den Schnittpunkt von Leben und Tod erlebt. Das erste Mal war ich vier Jahre alt und glitt von einer Holzplattform, die im tiefen Teil des Chiemsees, nahe der Herreninsel, verankert war, ins Wasser ohne schwimmen zu können. Meine Eltern sonnten sich und hatten die Augen geschlossen. Meine ältere Schwester bemerkte zwar mein Abtauchen und langsames Untergehen, war aber, wie sie erzählte, von meinem stillen Sinken und vor allem von meinem Gesicht so fasziniert, daß sie mich schweigend, staunend beobachtete. Erst als ich nicht mehr zu sehen war, schrie sie.

Auf meinem Gesicht hatte das Staunen und Erstaunen über die ›zentrale Sonne‹ gelegen. Diese Sonne umhüllte alles, ich kam ihr immer näher und hatte die unbändige Sehnsucht, mich mit ihr zu vereinen.

Beim zweiten Mal, mit vierzig Jahren, als mein Herz zu schlagen aufhörte, sah ich wieder diese fast nicht zu beschreibende Sonne, die außer ihres Leuchtens alles Gute und alles Wissen in sich trug. Dieses Mal vereinigte ich mich mit dem Licht, was mich auf eine andere Ebene und in eine unbekannte Dimension führte, die nicht mit Worten zu beschreiben sind.

Dieses Licht, in das ich wie durch ein Wunder getaucht und wieder herausgezogen wurde, wurde der Mittelpunkt meines weiteren Lebens. In ihm erkannte ich GOTT, und weiß seitdem um den göttlichen Geist in uns, aus dem wir kommen und in den wir wieder eingehen.

Die Freiheit, die mir der göttliche Geist brachte, ist unbegrenzt. Und gleichzeitig gab mir das göttliche Licht seine Kraft mit zurück in mein Leben. Diese geistige Kraft, die mir nach meinem Nahtod zugefallen ist, kennt keine Angst und sie ist größer und mächtiger als jeder materielle Besitz und jede Versicherung. Ich bin der Überzeugung, daß diese große göttliche geistige Kraft in jedem Menschen ist und daß jeder Mensch sie finden kann – nicht erst im Tod. Die Voraussetzungen dafür sind aber todesähnlich: Der Mensch muß erkennen, daß der Körper nur Materie ist, die er wie eine Hülle verlassen, die er zurücklassen muß! Und wer diese Absage an den Körper, die Materie, den Besitz wie im Tod vollzogen hat, dem eröffnet sich das Wesen des Geistes und der Seele, die Weite, die Freiheit, die Sicherheit und vor allem die Liebe nicht erst im Tod, sondern schon in seinem Leben. Dann ist unser Diesseits auch das Jenseits, dann verschmelzen Himmel und Erde.

Rote Haare

Dir kommt es vor wie ein Sonnenuntergang,
tatsächlich ist es die Morgenröte
Mevlana gen. Rumi

Ich habe rote Haare. Meine ältere Schwester hat rote Haare und meine Mutter hat rote Haare. In Wirklichkeit aber sind die Haare meiner Mutter jetzt schwarzgrau; aus Eitelkeit oder um ihre Mutterschaft hervorzuheben, färbt sie ihre Haare rot.

In der Nachkriegszeit in München, im Stadtteil Nymphenburg mit feuerroten Haaren zu leben, war ein Spießrutenlauf. Wie Zigeuner, Zirkuskinder oder Mischlingskinder, so wurden auch wir angegafft, angefaßt und angeredet. Kein Kind oder Jugendlicher brachte es damals fertig, an mir vorbeizugehen, ohne mich zu hänseln. Die gängigsten Verspottungen waren der Gassenhauer »I hob rote Hor, feierrote Hor sogor« oder »Auwei, jetzt hob i mi vabrennt« und dazu nahmen sie einen Büschel meiner Haare in die Hand und ließen, als hätten sie ins Feuer gegriffen, sofort wieder los und schüttelten wie im Schmerz ihre Hand.

1949 wurde ich bei den Nonnen eingeschult und bald danach bekam ich mein erstes Fahrrad. Weder die Nonnen noch das Fahrrad konnten mich vor den Nachstellungen retten. Radelnd flatterten meine brandroten Haare im Wind, wild versuchte ich dem Angaffen, Anfassen, Anreden davonzuradeln, es nützte nichts. Den Gassenhauer konnte man mir überall nachbrüllen, und fast jedes Kind erwischte auch auf dem Fahrrad einen Büschel meiner Haare. »Auwei, jetzt hob i mi vabrennt«, ich hörte den verhaßten Satz, noch bevor er gesprochen war.

Meine Eltern nahmen mich in die Arme, streichelten mein Haar und sagten, ich würde einmal froh über meine fuchsrote Mähne sein. Ich glaubte ihnen nicht. Ich war darauf gefaßt, den Spott ein Leben lang ertragen zu müssen, denn in Bayern war man blond oder brünett. Die Schwarzhaarigen wurden mit gerunzelter Stirn betrachtet, aber dann doch als rassig akzeptiert. Rotes Haar dagegen war Hexenhaar.

Das meinte auch eine Nonne. Mit böse blitzenden Augen zischte sie mir zu: »Du Hex, du!« Und vor der Klosterkapelle versperrte sie mir den Weg zu Gott und befahl mir, meine sündigen Haare unter einem Kopftuch zu verbergen. Der Pfarrer lachte, als ich mich ihm anvertraute, strich über mein Haar und sagte: »Der liebe Gott hat dir schönes Haar geschenkt, du wirst ihm dafür danken.« Niemals! Ich litt unter dem Gottesgeschenk.

Auf meinen vor meiner Schwester und meinen Eltern geheimgehaltenen Erkundungsfahrten mit dem Fahrrad kam ich eines Tages zum Westfriedhof. Neugierig zog es mich hinein. War es die rauschende Stille der Bäume, die raunenden Seelen, die murmelnden Menschen vor den Gräbern oder waren es die Grabsteine, die sich im Vorbeiradeln aus dem Augenwinkel betrachtet, zu tanzenden Figuren verwandelten? Träumend und phantasierend knirschte ich über die Kieswege und stieß auf die Arkaden der Aussegnungshalle. Ich hielt vor den Stufen an, ließ mein Rad in den Kies fallen und blickte mich scheu um. Durfte ich die Halle betreten? Ich war allein, weit und breit sah ich keinen Erwachsenen. Langsam öffnete ich die Glastür, schlüpfte hinein und machte sie, mit beiden Händen die Türklinke umklammernd, leise wieder zu. Dann drehte ich mich um.

Gläserne Zellen reihten sich aneinander. In einigen befand sich nichts als ein weiß gekalkter Steintisch, in einigen stand ein geschlossener, in anderen ein offener Sarg. Ich ging auf die Glaswand zu, meine Schritte hallten in einer unfaßbar dichten Stille, die mir Widerstand entgegensetzte und mich schwindlig machte. Bei den letzten Schritten drohte ich meine Balance zu verlieren und rettete mich zur Glaswand, preßte beide Hände und meine Stirn fest an das Glas und starrte auf den ersten toten Menschen, den ich in meinem Leben sah. Es war eine Frau.

Ich strahlte sie an, ich lachte und freute mich. Die tote Frau hatte rote Haare! Und von dieser Frau und ihren brandroten Haaren ging eine Sicherheit und eine Gewißheit aus, als ob sie bei einem Sieg vom Tod überrascht worden wäre. Das prägte sich mir tief ein, und seitdem trug ich meine Haare wie eine brennende Siegesfackel durch alle Lästerungen.

Allein

Es ist ungewiß, wo uns der Tod erwartet;
erwarten wir ihn also allenthalben.
Montaigne

Sophie stand am Fenster und winkte ihrer Zwillingsschwester Sybille zu, die gerade mit den Eltern ins Auto einstieg. Sybille legte ihren Kopf schräg, schaute nach oben und machte eine lange Nase, die ihrer Schwester galt, denn Sybille war es gelungen, sich in Windeseile unbemerkt umzuziehen, bevor sie mit den Eltern ausging. Sie haßte es, das gleiche anhaben zu müssen wie ihre Zwillingsschwester. Sophie dagegen fühlte sich wohl als doppelte äußere Ausgabe ihrer Schwester, und es verletzte sie maßlos, wenn Sybille sich umzog.

Sophie erblickte den grünen Pullover ihrer Schwester und ein Stich traf ihr Herz, sie schluckte und schaute schnell weg. Sie warf sich aufs Bett, sie war ganz allein in der Wohnung und wollte das genießen. Sybille hatte es vorgezogen mit den Eltern Sonntagnachmittagsbesuche zu machen, auf Tournee zu gehen, wie Vater es nannte, und Sophie war heute davon ausgeschlossen worden, da sie den Aufsatz für die Schule noch nicht zustandegebracht hatte. Sie entschied aber, ihr Daheimbleiben nicht als Strafe, eher als besonderen Genuß zu empfinden, trotzdem preßte sie ihre Unterlippe vor.

Allein, endlich allein. Sophie erhob sich vom Bett und spazierte durch die geräumigen Zimmer der Wohnung. Die Türen ließ sie weit geöffnet. Wie sie von Zimmer zu Zimmer ging, hatte sie das Gefühl, gleich auf Sybille zu stoßen, Sybille war immer in ihrer Nähe gewesen. Jetzt war Sophie allein, sie ging noch einmal durch alle Zimmer. Mißmutig dachte sie an den Schulaufsatz und bevor sie damit anfing, wollte sie sich eine Überraschung gönnen, eine Kostümierung.

Sie öffnete den Kleiderschrank ihrer Mutter. Mutters Parfüm schlug ihr entgegen, ein Geruch, den sie wohlig einsog. Sophie streckte ihre linke Hand aus und ließ sie über alle hängenden Kleider und Mäntel streichen, hin und her, ihre kleine Hand tastete sich durch die glatt fallenden Stoffe. Sie schloß ihre Augen, faßte nach einem Stoff, und der Tastsinn mußte erraten, welches Kleid, Jacke oder Mantel ihre Hand hielt. Es war ein schönes Spiel, Sophie irrte selten. Dann wollte sie Erwachsene spielen. Sie wählte den grauen Tuchmantel ihrer Mutter aus, den mit dem ausladenden Pelzkragen, der sich weich und duftig an ihre Wangen schmiegte, und natürlich die hochhackigen Schuhe. So schlurfte Sophie mit eingeknickten Knien, den Mantel wie einen Krönungsmantel um ihre Schultern gelegt, den langen Gang der Wohnung entlang. Sie fühlte sich bedeutend.

Vor der Rumpelkammer machte sie Halt, ein neuer Gedanke war ihr gekommen. Mit Theaterspielen wollte sie die aufblitzende Leere ihres Alleinseins füttern. Am Boden der fensterlosen Kammer machte sich Sophie mit dem Mantel ihrer Mutter ein behagliches Nest. Es war stockfinster, aber sie machte kein Licht. Als erstes wollte sie ihr selbst erdachtes Meisterstück spielen, es hieß »Herr Doktor, retten Sie mein Kind«, und Sophie variierte den Text von Mal zu Mal, doch immer stieß sie mit echten Tränen und Inbrunst den Kernsatz »Herr Doktor, retten Sie mein Kind« hervor, der alle Zuschauenden mit einer Gänsehaut überzog. Heute spielte Sophie nur für sich und mit den Tränen des intensiven Spiels verbarg sie für einen Moment die Angst des Alleinseins, die wie gestockte Milch in ihr stand.

Plötzlich sammelte sich die unterschwellige Angst in einem Gedanken. Grell wie ein Blitz schoß es durch ihren Kopf:

»Wenn Mutti, Vati, Sybille bei einem Autounfall sterben, dann bin ich für immer allein.«

Sophie hatte keine Lust mehr Theater zu spielen. Sie verließ die Kammer, hängte Mutters Mantel zurück in den Schrank und setzte sich an ihren Schreibtisch. Wenn sie folgsam ihre Schularbeiten zu Ende brächte, dann würde der furchtbare Gedanke verschwinden, dachte sie.

Draußen hatte es zu regnen begonnen. Der Westwind drückte seine nasse Fracht in böigen Wellen gegen die Scheiben von Sophies Fenster, und mit den Regenwolken kam die Dunkelheit ins Kinderzimmer. Sophie beendete ihren Schulaufsatz ohne das Licht anzumachen, verräumte alle Hefte in der Schultasche und ging ans Fenster. Nun war es ganz dunkel geworden, nun würden Mutti, Vati, Sybille bald heimkommen. Und wenn sie nicht kämen, wenn ein Autounfall? Sophie stand am Fenster, drückte ihre brennende Stirn an das harte, kalte Glas und beobachtete den Straßenverkehr. Bei jedem herankommenden Lichterpaar dachte sie, das sind sie, bis das dunkel glänzende Auto am Haus vorbeigefahren war. Ein Freudenfunke und ein Schmerzstich begleiteten jedes Fahrzeug. Sie konnte sich nicht mehr vom Fenster lösen, ihre Augen hefteten sich an jedes Lichterpaar: Freude, Schmerz, Freude, Schmerz.

TOD. Das Wort stand plötzlich da, was war das? Natürlich kannte Sophie das Wort, in jedem Gebet kam es vor, plätscherte leicht über ihre Lippen: erlöse uns von den Toten... er kommen wird zu richten die Lebendigen und die Toten... jetzt und in der Stunde unseres Todes Amen! Auch das tote Schneewittchen in ihrem gläsernen Sarg gehörte dazu, aber das hatte nichts mit dem Wort zu tun, das jetzt in ihr stak.

Abwechselnd wurde Sophie von heißen und kalten Schauern überflutet, sie schwitzte, zitterte und fror, alles zu einer Zeit. Die hellen Lichtpunkte der Autos und der Straßenbeleuchtung verschmolzen unter ihrem Blick zu einer unendlich weißen Fläche. Glasklar wußte Sophie in diesem Augenblick, daß der Tod wie das Nichts einer weißen Fläche war.

Sie kniff ihre Augen zu, schüttelte sich heftig, und alles fiel von ihr ab. Dann kamen auch schon die Eltern mit Sybille. Mutter schaute besorgt auf Sophie, fühlte ihre heiße Stirn und brachte sie sofort ins Bett.

Der Sturz

Der Tod ist groß.
Wir sind die Seinen
lachenden Munds.
Wenn wir uns mitten im Leben meinen,
wagt er zu weinen
mitten in uns.
Rainer Maria Rilke

Der Vater ließ dem Leben keinen Tag mehr. Er stand auf und sprang.

Seit die Tochter sich erinnern konnte, sah sie ihren Vater in dem überaus bequemen Sessel, der für den Vater reserviert war, im sogenannten Herrenzimmer sitzen und denken. Der Vater saß und dachte. Seine Arbeit war Denken, manchmal morgens, meistens aber abends und nachts. Sitzen und Denken. Es kam vor, daß das kleine Mädchen mitten in der Nacht von leiser Musik geweckt wurde, dann stand sie auf, öffnete einen Spalt die Tür ihres Zimmers und lauschte der Musik. Sie war stolz auf ihren Vater, der mitten in der Nacht Musik hörte, saß und dachte, während die anderen Väter schliefen.

Die Mutter des Mädchens war sehr schön, sehr intellektuell und selten zu Hause. Für die Haushaltsführung war Personal zuständig. Der Vater aber, hatte immer Zeit für das kleine Mädchen, auch später als die Tochter heranwuchs, begleitete er sie, brachte und holte sie von Veranstaltungen ab. Er war der erste, der ihre Begeisterung oder ihre Traurigkeit entgegennahm. Oft gingen Vater und Tochter in die feinen Restaurants der Stadt. Er lehrte sie, sich tadellos zu benehmen, anmutig zu essen und distanziert freundlich zu den schwarz befrackten Kellnern zu sein.

Und jeder Tag hatte seinen Höhepunkt am Abend, nach dem Zubettgehen, wenn der Vater ins Zimmer der Tochter kam und mit seiner schönen Stimme Gedichte vortrug. Deutsche Gedichte aus allen Jahrhunderten, Heldenepen und Rilkes Elegien, den Glockengießer zu Breslau in der Stadt und den Tyrannen Dionys. Für jede Person im Gedicht regten sich in der Tochter andere Gefühle, und sie lernte Gefühle zu handhaben.

Die Tage der Kindheit liegen warm in der Erinnerung der Tochter. Niemand ahnte, daß der Vater eines Tages aufstehen und springen würde.

Der Tag kam, als die Tochter wie in einem Wirbel vom Vater entfernt wurde. Das Leben hatte sie erfaßt. Wohlerzogene, junge Männer besuchten sie zu Hause, und sie erlebte, daß ihre Freunde gern im Herrenzimmer saßen und mit ihrer Mutter und ihrem Vater über die wesentlichen Dinge des Lebens sprachen. Immer weniger Zeit verbrachte die Tochter in ihrem Elternhaus. Sie wurde achtzehn, zwanzig, sie bekam ihre eigene Wohnung, sie studierte, wirbelte und liebte.

Zeit war eine winzige Nebensache für sie.

Der Vater begann, von der Tochter nicht bemerkt, sich durch die Tage, Nächte, durch eine Zeit der Krankheit zu quälen. Die Tochter sah ihn mit Augen, die nicht bei ihm waren, sie besuchte ihren Vater im Krankenhaus und ihre Gefühle verblieben bei ihrem Freund, zu dem sie sich, am Bett des kranken Vaters sitzend, heiß hinsehnte. Der Vater verstand und lächelte. Für die Tochter öffneten sich die Tage, für den Vater schlossen sich die Tage, und sie sprachen nicht darüber.

Die Tochter flog nach New York. Atemlos saugte sie das aggressive Leben dieser verrückten Stadt ein. Der Vater lag im Krankenhaus, um seinen Mund saß eine lächelnde Traurigkeit. Die Tochter verließ New York, sie landete und rief sofort zu Hause an. Sie hatte so viel zu erzählen! Es war ein Samstag und ihr Vater war am Apparat. Er hatte sich für dieses Wochenende aus dem Krankenhaus entlassen lassen.

»Was machst du,« fragte die Tochter.

»Nichts, ich sitze und denke nach.«

»Ich muß dir von New York erzählen, kann ich kommen.«

»Nein, heute nicht, komm morgen, erzähl's mir morgen.«

Der Vater saß im Herrenzimmer in jenem überaus bequemen Sessel. Der Abend, die Nacht brach an. Die Mutter ging zu Bett, der Vater saß und dachte. Um vier Uhr früh stand er auf und sprang.

Die Mutter hörte im Schlaf einen dumpfen Aufprall und wachte von dem Geräusch auf.

Die Tochter war in ihrer Einzimmerwohnung und träumte zur selben Zeit, daß das Telephon klingelte, die Mutter ihr den Tod des Vaters mitteilte, daß sie im Taxi zum Elternhaus führe, dort den Vater auf der Straße liegen sähe und die Mutter ihr sagte, »hilf mir, ihn aufzuheben, er ist tot«, und daß sie es nicht glaubte; sie träumte, wie sie dann vergeblich versuchten den Vater an Armen und Beinen hochzuheben und die Mutter sagte, »Tote sind immer schwerer«.

In der Einzimmerwohnung der Tochter läutete das Telephon. Es war Sonntag, es war vier Uhr früh. Die Tochter schreckte aus ihrem Traum und nahm den Telephonhörer ab. Sie hörte ihre Mutter mit einer eigenartig fremden Stimme sagen: »Komm sofort, Vati ist tot.«

Sie zog sich an und rief ein Taxi. Sie dachte und fühlte nichts. Das Taxi hielt vor ihrem Elternhaus. Die Tochter stieg aus und sah in diesem Moment, wie zwei Männer den leblosen Körper ihres Vaters an Armen und Beinen vom Boden hochhoben.

Die Tochter war fünfundzwanzig Jahre alt. Das Leben, die Zukunft waren ihr wichtig. Erst später, viel später würde sie versuchen, die Bilder der Vergangenheit aufleben zu lassen, das Bild ihres Vaters, der eines Nachts aus dem überaus bequemen Sessel aufstand und sprang.

Das Kinderzimmer

Die Menschen, die man liebt, sollten all ihre Sachen mitnehmen, wenn sie sterben.
Gabriel García Márquez

Vierzig Jahre später steht Sophie wieder am Fenster ihres Kinderzimmers und blickt auf den fließenden Verkehr in der Schlucht der Straße. Der Straßenzug ist breiter geworden, die Schienen der Straßenbahn, der Linie sechs, sind inzwischen verbannt. Unterirdisch läuft nun der Schienenverkehr. Die Alleebäume, bemerkt Sophie, haben sich verjüngt: schmaler, zierlicher säumen sie die Straße, die früher mit ihren uralten, stämmigen Linden bayrisch-königlich anmutete. Beim U-Bahnbau wurden sie entwurzelt, das hatte Sophie noch miterlebt, danach, kurz nach der Olympiade, war sie aus ihrer Heimatstadt fortgezogen, in eine fremde, fremde Welt. »Würden diese Bäume jemals die Mächtigkeit erlangen, wie sie die Linden meiner Kindheit besaßen«, denkt Sophie beim Hinunterschauen, »oder sehen Kinderaugen alles größer, bedrohlicher?«

Die großen Begegnungen mit den eigenen Gefühlen prägen die Kindheit, Jugend, das ganze Leben. Nie wieder ist ein Gefühl so groß, so ausufernd groß wie beim ersten Mal. Das erste Wahrnehmen des Todes, die erste Liebe, der erste Mann, die erste Scheidung, das sind die wegbereitenden Stationen eines Lebens.

Gegenüber hat sich ein Betonwohnklotz in Sophies Jugendwildnis gebohrt. Der Abriß der verwunschenen Villa inmitten eines Gestrüpps von Garten war nach Sophies Wegzug erfolgt. Jetzt starrt sie haßerfüllt auf die Wabenfenster des Neubaus. »Müssen wir denn immer auf Häßlichkeit stoßen, wenn wir zurückkommen? Ändert sich nie etwas zum Schönen?« Sophie seufzt. Wenigstens hat die alte Bildhauervilla auf der anderen Straßenseite ihren Standort verteidigt. Aber deren Kastanien bestandener Garten war für Sophie und ihre Freundinnen tabu gewesen, während sie ungehindert durch die fehlenden Zaunplanken in die Wildnis des verwunschenen Gartens gelangen konnten.

Haus und Garten waren der Zeit und den Jahreszeiten preisgegeben, das war Sophie schon als Kind aufgefallen. Sie sah, daß die Menschen, die die Villa bewohnten, keinen Wert auf ständiges Instandsetzen, Polieren, Erneuern legten, sie ließen das Gras, die Büsche, die Bäume wachsen ohne einzugreifen. Brach ein moosbedecktes Mäuerchen ein, so konnte Sophie beobachten, daß nach kurzer Zeit die Steine von Gras und Farn verdeckt und in der Lücke der Mauer Nester und Verstecke von Tieren entstanden waren.

Drei alte Menschen, wahrscheinlich ein Ehepaar und eine unverheiratete Schwester, bewohnten die Villa aus der Jahrhundertwende und sie verschwendeten keine Kraft für die Erhaltung. Vielleicht dachten sie, wenn sie selbst alterten, sollte auch ihr Haus mit ihnen altern.

Es waren kinderfreundliche Leute gewesen, erinnert sich Sophie. Nie hatten sie die Fenster aufgerissen und sie mit lauten Worten aus ihrem Garten verscheucht, wenn Sophie wieder einmal mit zwei, drei Freundinnen in den verwunschenen Garten eingebrochen war. Im Gegenteil, meistens waren sie noch bewirtet worden, mal mit einem Schmalzbrot, mal mit einem noch warmen Guglhupf. Sophie erinnert sich jetzt, daß die drei Alten sich sehr ähnlich sahen und ihre Kleidung sich nie geändert hatte. Auch sie wurde mit ihnen alt.

Sophie schluckt an ihren Tränen und sie wendet sich vom Fenster ab. Vor ihr liegt das weiß getünchte, große Zimmer. Der Parkettboden spiegelt honigfarbenes Nachmittagslicht. Ihr ehemaliges Kinderzimmer! Nicht schon wieder Erinnerungstränen. Sie weiß ganz genau, so als hätte es sich in ihren Körper eingraviert, wie ihr Zimmer ausgesehen hat. Was für ein Zufall hat sie wieder hierhergeführt? Die alten Griechen kannten nur den guten Zufall – das Glück – und den schlechten Zufall – das Unglück. »Was ist dieser Besuch«, denkt Sophie, »ein guter oder ein schlechter Zufall?«

Sie hatte nicht gewußt, als sie die angegebene Telefonnummer wählte, daß sie ihr Elternhaus anwählte. Sybille hatte ihr die Stadtzeitung gebracht und gemeint, sie solle erst einmal in einer Wohngemeinschaft versuchen unterzukommen, bevor sich ihr neues Leben, ihre Scheidung, ihr neuer Berufsweg abzeichneten. Das fand Sophie eine gute Idee und sie machte sich daran, aus der Stadtzeitung geeignete Angebote herauszusuchen.

Helles Zi, 40 m² in Schwabing, Altbau, 450.–, auf diese Anzeige, von deren Art es viele in der Stadtzeitung gab, fiel Sophies Blick und spontan wählte sie die angegebene Rufnummer. Als niemand abhob, ließ Sophie nicht locker; früh, mittags und abends versuchte sie eine Verbindung herzustellen. Am dritten Tag klappte es, und sie erfuhr, daß das Zimmer noch zu haben sei. Sie notierte die Adresse, und ihr Herz setzte für ein paar Schläge aus. Sophie atmete tief durch. Sie verriet nicht, daß sie das Haus kannte, wollte nicht wissen, in welchem Stock, in welcher Wohnung sich das freie Zimmer befand. Sie notierte nur die Namen, Schilding und Karrer, und versicherte der Telefonstimme, sie käme am Nachmittag zwischen drei und vier vorbei.

Die dunkle, massive Haustür, gegen die Sophie sich als Kind immer mit so viel Kraft und Anstrengung hatte stemmen müssen, um sie einen Spalt breit aufzubekommen, ließ sich jetzt leicht aufstoßen. »Auch die Kraft wächst mit den Jahren«, dachte sie, »bevor sie wieder auf Null zurückschwingt.« Im Treppenhaus roch es anders. Das verblüffte Sophie. Hatte sie nicht angenommen, daß jedes Haus seinen spezifischen

Geruch habe, so wie er Menschen, Blumen, Tieren anhaftete? Hatte sie nicht geglaubt, ihr Elternhaus mit geschlossenen Augen erkennen zu können? Der neue Geruch täuschte Sophie, spiegelte ihr ein fremdes Treppenhaus vor, obwohl ihr jeder Zentimeter im Gebäudeinnern vertraut war.

An der Klingeltafel hatte sie mit einem Blick gesehen, daß die Wohngemeinschaft Schilding, Karrer oben rechts, dort wo früher der Name ihrer Eltern zu finden war, ihren Klingelknopf hatte. Das freie Zimmer befand sich demnach in der ehemaligen Wohnung ihrer Eltern. 76 Stufen waren es bis zu ihrer Wohnung, das wußte Sophie noch. Auf der Treppe verfiel sie sofort in den ihr eigenen Steigrhythmus, mit dem sie jahrelang, ein paar Mal täglich die Treppen hinauf- und hinuntergestürmt war. Der Rhythmus brachte ihr automatisch die alten Gedanken und Melodien wieder, die sie als Kind und Teenager auf der Treppe vor sich hingeflüstert hatte. »Babalu, babalu«, Sophie schloß ihre Augen, ihre linke Hand flog über das Treppengeländer. Sie war zu Hause.

Sophie hätte nicht gedacht, daß sie beim Betreten der Wohnung mit einem Schlag den Inhalt so vieler in der Wohnung verbrachter Jahre werde durchleben müssen. Einmal hatte sie in einem Zeitungsbericht gelesen, daß in der Sekunde vor dem Tod oder einer todesähnlichen Gefahr eine Ausschüttung des Gehirninhalts, die Speicherung aller Daten und Erlebnisse, erfolge. Sophie erlebte es bei lebendigem Leib.

Und wieder sagte sie der die Wohnungstür öffnenden jungen Frau nicht, daß sie diese Wohnung kannte. Traumwandlerisch führten ihre Schritte sie zu ihrem Kinderzimmer. Es war tatsächlich das angebotene, freie Zimmer in der Wohngemeinschaft.

»Ich kann nicht wieder von vorne anfangen!«

In Sophie schrillten alle Alarmglocken.

Die junge Frau ließ sie allein im Zimmer zurück.

»Sagen Sie mir, ob Sie sich hier wohlfühlen könnten. Übrigens, den Autolärm hört man kaum.«

Sophie geht zu der breiten Fensterfront, drückt ihre Stirn an das kühle Glas und schaut in die Schlucht der Straße. Unzählige Male ist sie früher so gestanden, aber das eine Mal, als sie plötzlich wußte, welcher Art der Tod ist, und sie mit zehn Jahren eine panische Angst vor dem Tod überfallen hatte, dieses eine Mal ist in ihrer Erinnerung nicht auszulöschen. Sie weiß noch, wie ihre Mutter sie damals ins Bett gepackt, sie beschützt, behütet, gepflegt hat. Der Sog, sich auch jetzt fallen zu lassen, hier einzuschlafen, wie beim Erfrieren, ist in Sophie übermächtig.

Sie wendet sich vom Fenster ab und sieht das Nachmittagslicht honigfarben auf dem Parkettboden schimmern.

»Meine Eltern sind tot, ihr Kind ist somit auch gestorben«, hämmert es in Sophies Kopf.

»Ich muß das Kind in mir sterben lassen, will ich nicht wieder all die Fehler machen. Ich kann doch nicht die vielen Abschiede wieder erleben, die mich seit meinem Wegzug aus dem Elternhaus begleitet haben! Nur weg von hier, bevor der süße Sog zu groß wird!«

Sophie verläßt ihr Kinderzimmer, verläßt die elterliche Wohnung. Sie vergißt Ade zu sagen, die Türen zu schließen, so schnell flieht sie die Treppen hinunter. Ein Rhythmus pulst in ihr, babalu, babalu...

Wie mein Hund den Tod sah

Ma la morte è incolore e senza sensi.
Giuseppe Ungaretti

Der erste Versuch meines Fortgehens scheiterte. Ich hatte mir ein Taxi zu unserem Haus am Wald kommen lassen, war mit nur einem Koffer eingestiegen und wollte fortfahren, einem anderen, einem neuen Leben entgegen. Mein Mann saß im Haus und brütete, nachdem er in der vergangenen Woche ein ehemaliges Getreidesilo aus Beton mit wütender Muskelkraft zertrümmert und abgetragen hatte. Morgen für Morgen begann er bei Sonnenaufgang mit dem Vorschlaghammer auf den Betonkasten einzuschlagen, und ich ahnte, daß ich gemeint war, daß die Schläge und Zertrümmerungen mir galten und meinem festen Wunsch, anders zu leben als bisher, und daß er darüber nicht reden konnte.

Am Tag meiner Abfahrt hatte ich nicht mit Flaco gerechnet. Als ich im Taxi saß, und wir anfuhren, kam er von irgendwoher angeschossen und sprang wie in Panik und mit Wucht gegen meine Autotür und stieß dabei einen heulenden Wolfston aus. Ich sagte zum Taxifahrer, fahren Sie schnell. Der Hund rannte neben meiner Seite des Taxis her. Plötzlich bremste er abrupt seinen Galopp ab, setzte sich mitten auf die Fahrstraße, richtete seine Schnauze gegen den Himmel und verkündete der Welt heulend und klagend seinen Schmerz. Ich sah ihn durch das Rückfenster. Sein wölfisches Heulen drang zu mir und bohrte sich tief in meinen Magen. Still versprach ich ihm, ich hole dich!

Dann fuhr ich in die große Stadt. Und wie so oft bei langen Abschieden, kam ich wieder zurück ins Haus am Wald. Eine Weile noch, dann hatte ich die Kraft endgültig fortzugehen, zusammen mit Flaco, meinem Hund.

Flaco war ein bildschöner Deutsch-Drahthaar aus bester Zucht. Bei den Menschen auf der Straße erregte er Aufsehen, jeder wollte ihn streicheln, jeder sagte wehmütig, so einen Hund hätte ich auch gern, und die Älteren erinnerte er an Krambambuli, den Hund von Rudolf Lenz im gleichnamigen Heimatfilm. Krambambuli – der Inbegriff von Treue bis in den Tod.

Das Besondere an Flaco waren seine Augen, honiggelbe Bernsteinaugen. Ein erfahrener Jagdhundezüchter hatte mir den Tip gegeben, dem Hund in den ersten Lebensjahren frisches Lauchgemüse ins Fressen zu mischen, das erzeuge die Bernsteinfarbe. Es war aber nicht nur Flacos auffallende Augenfarbe, die alle Menschen zu ihm hinzog, seine Hundeseele lag offen, rein und gut in diesen Augen und verständnisvollen Blick.

Wie ist es möglich, daß ein Hund so schaut?

Er wurde der Anwalt der Schwachen. Vielleicht, weil er in seinem zweiten Lebensjahr selbst verteidigt und gerettet worden war, von Striezi, dem wilden roten Kater. Striezi war schon im Haus bevor Flaco ankam und er nahm sich des Hundebabys an. Die beiden Tiere schliefen ineinandergerollt auf einer Decke, Striezi leckte und schleckte sich und danach immer auch den jungen Hund. Beim Fressen wartete Flaco, nachdem er gierig seinen eigenen Napf geleert hatte, neben dem genüßlich fressenden Kater, ob nicht für ihn ein Restchen in der Katzenschüssel übrigbliebe. Und tatsächlich überließ Striezi dem ›Baby‹ immer einen Teil seiner Mahlzeit, manchmal die besten Brocken. Er benahm sich wie eine Mutter. Auch schloß sich der Kater von Anfang unseren Spaziergängen mit dem Hund an. Ausdauernd raste, sprang, schlich er wie eine Wildkatze durch Wiesen und Wälder, wir sahen ihn im tiefen Gras vor uns, neben uns, hinter uns, nie klagte er, nie wurde ihm ein Spaziergang zu lang.

Die Tiere wuchsen zusammen auf. Der Hund bekam etwas Katzenhaftes, die Katze etwas Wölfisches. Und während Flacos Jagdausbildungszeit wurde Striezi sein Übungsobjekt. Der Jagdhund übte an ihm den Kehl-, den Nackenbiß, schleifte dann den sich totstellenden Kater im Maul über Hof und Wiese, sogar die Steintreppen plumpste die Katze wie tot herunter. Fremde Leute, die das mitansahen, schrien aufgeregt über den Zaun, der Hund hätte die Katze getötet! Da entließ der Jagdhund die scheinbar tote Katze aus seinem Maul und sie tollten springlebendig über den Hof. Dieses Drama zu spielen und den Zuschauern einen Schreck einzujagen, schien ihnen Spaß zu machen.

An einem schönen Sonntag Nachmittag – wir lebten noch im Haus am Wald – holten uns entfernte Nachbarn zu einem Waldspaziergang ab. Ein junger Mann mit einem tiefschwarzen Schäferhund namens Diavolo begleitete sie. Die Hunde kannten sich nicht, wir ließen sie frei im Wald mit uns laufen. Der Jagdhund war schneller als der Schäferhund, immer wieder preschte Flaco davon, gefolgt von einem knurrenden Diavolo, der sich als Leitwolf sah und die Demütigung des Überholens mit Knurren und Attacken auf Flaco ahndete. Immer wieder biß er unseren Hund in die Flanken.

Wie gewöhnlich begleitete uns Striezi. Meistens war er wegen des fremden Hundes für uns unsichtbar, irgendwo versteckt hinter Gestrüpp und Bäumen, aber immer auf unserer Höhe. Der Kater beobachtete den schwarzen Teufel sehr genau; denn als sich Diavolo plötzlich wütend auf Flaco stürzte als wolle er ihn zerfleischen, da sahen wir unsere Wildkatze auf einem Baumast genau über dem angreifenden Hund. Striezi duckte sich, stieß sich ab und schnellte durch die Luft, alle vier Pfoten weit von sich gestreckt, den hochstehenden roten Schwanz als Luftruder benutzend, so landete er präzise im Nacken von Diavolo. Und in Sekundenschnelle, noch bevor wir eingreifen konnten, zerkratzte er dem Feind die Augen. Eine strategische Meisterleistung, im Rücken des Feindes sitzend war er unangreifbar. Der Hund heulte und schüttelte sich und ließ von Flaco ab. Da waren wir zur Stelle, Striezi und Flaco flüchteten gemeinsam. Der junge Mann brachte seinen Hund mit den auslaufenden Augen sofort in die Tierklinik. Trotzdem blieb ein Auge des schwarzen Hundes milchigweiß und blind.

Welcher Hund kommt in seinem Leben in die Lage, in der Not von einer Wildkatze verteidigt zu werden? Er erwies sich der Rettung würdig und zeigte fortan Herz für die Schwachen, die Ausgestoßenen.

Als Sigi und Severin uns mit ihren Eltern besuchten, kam es gleich am ersten Abend zu Kindertränen. Die Buben hatten ausgelassen stundenlang mit dem Hund herumgetollt und kamen hungrig zum Abendessen, doch der sechsjährige Severin sagte gleich, Kartoffeln, Gemüse und Fleisch möge er nicht, er möge Nudeln mit Butter. Ich war bereit, Nudeln für ihn zu machen, die Eltern verboten eine Extrabehandlung. Dann äße er die Nachspeise, verkündete Severin selbstbewußt, und die Eltern erwiderten, die könne er nur haben, nachdem er Kartoffeln, Gemüse und Fleisch gegessen hätte. Das Kind weigerte sich, wurde daraufhin von Mutter und Vater des Tisches verbannt und allein und hungrig in das fremde Zimmer, in das fremde Bett geschickt. Wir alle hörten sein Weinen und Schluchzen. Der ältere Bruder lächelte verstohlen und benahm sich bei Tisch wie ein Musterknabe. Ich sah, wie Flaco sich von seiner Decke erhob und hinter dem weinenden Kind einhertrottete. Sein Platz war jetzt neben dem Bett von Severin. Wir fanden die beiden schlafend, Flaco mit seinem Kopf auf der niedrigen Liege, umschlungen von einem Kinderarm. Das machte großen Eindruck auf den älteren Bruder.

Auch als Thomas, ein autistischer junger Mann, bei mir zu Besuch war, überraschte mich Flaco mit seiner Feinfühligkeit. Endlich hatten Flaco und ich nach einer Odyssee durch die große Stadt wieder ein Häuschen am Wald in einem kleinen Dorf gefunden. Er wurde der Freund aller Dorfkinder, die ihren Wunsch nach einem eigenen Hund auf Flaco übertrugen, ihn hätschelten und täglich ausführten. Flaco war ein ungestümer Hund, der an der Leine zerrte, die Kinder zickzack hinter sich her nach seiner Nase herumführte, auf keine Kinderbefehle gehorchte. Bei mir genügte ein Augenwink, ein Fingerzeig, schon verwandelte er sich zur großen Bewunderung der Kinder in einen gehorsamen Hund voll Sammlung und Disziplin.

Thomas, der mit seinen achtzehn Jahren nicht sprach, nicht hörte, keine Gemütsregung, Beobachtung und Anteilnahme zeigte, schien auf Flaco zu reagieren, und der Hund schenkte Thomas seine Liebe. Ganz fügsam ging er an der Leine neben Thomas einher, immer wieder vergewisserte sich der Hund mit einem Blick hinauf zu dem hochgewachsenen Jungen seiner Befehle und Wünsche. Thomas zeigte scheinbar keine Regung, aber ganz offensichtlich kommunizierten die beiden miteinander auf eine für uns verborgene Art. Sie waren ein Herz und eine Seele. Nie entfernte sich Flaco mehr als einen Meter von dem Behinderten. Er war immer bereit, mit einem Satz bei ihm zu sein, ihn zu verteidigen, zu retten. Bei den Mahlzeiten lag er natürlich Thomas zu Füßen.

Am letzten Tag geschah der Vorfall, der mich bis heute bewegt und mit einer Gänsehaut überzieht, wenn ich daran denke. Für das Abschiedsessen hatte ich von einem Bauern im Dorf, der auch Fischzüchter war, frische Forellen geholt, sie im Sud gekocht, mit Butter und Petersilienkartoffeln serviert. Thomas saß wie üblich regungslos vor seinem Teller, man mußte ihm das Besteck in die Hände drücken, sonst fing er nicht zu essen an. Doch dieses Mal blieb er, Messer und Gabel umklammernd, still vor seinem gefüllten Teller sitzen. Er starrte die Forelle an. Sein Blick bohrte sich in die durch das Kochen hervorquellenden weißen Fischaugen, dann wandte er langsam seinen Kopf Flaco zu. Die beiden schauten einander lange in die Augen, bevor Thomas seinen Blick wieder auf die toten Fischaugen heftete. Zum ersten Mal in seinem Leben schaute er, wie seine Mutter mir ergriffen sagte, nicht durch Dinge und Lebewesen hindurch, der autistische Thomas schaute dem Fisch, schaute Flaco in die Augen und er nahm etwas wahr.

Die erste Wahrnehmung in seinem Leben war der Tod. Tote, gekochte Fischaugen. Und wie bei allen Menschen brachte die Wahrnehmung des Todes auch bei Thomas Tränen hervor. Er weinte seine ersten Tränen. Ich konnte das Glück der Mutter über diese Tränen nicht ermessen, sie weinte auch, vor Freude.

Thomas kostbare Tränen tropften auf den Teller, niemand aß. Flaco schmiegte sich eng an den weinenden Freund; da sah ich, wie die Augen meines Hundes naß wurden und sich zwei Tränen lösten.

Wie kann ein Hund weinen?

Unser dörfliches Leben gestaltete sich schön und friedlich. Ein breiter Fluß strömte nicht weit vom Dorf dahin, an dessen Ufer und Flußauen wir täglich spazierengingen, und Flaco mit anderen Hunden spielte. Ich engagierte mich in der Nachbarschaftshilfe, betreute Kinder, Kranke, Alte, und immer nahm ich meinen Hund mit. Meistens legte er sich ruhig in eine Ecke und schlief.

Seit über einem Jahr ging ich über Mittag in das Haus einer alleinerziehenden Mutter und versorgte ihren Sohn und die Großmutter, bis sich die Berufstätige am frühen Nachmittag wieder um die Familie kümmern konnte. Der Sohn, ein lockiges, feinfühliges Kind schloß sich eng an Flaco an, oft fand ich die beiden plaudernd unter dem Küchentisch. Das Kind verstand nämlich die Hundesprache, wie es all seinen Freunden erzählte. Die Großmutter nahm, schmal und still, an den Mahlzeiten teil, sie aß wie ein Vögelchen, und zog sich dann wieder auf die harte Bank unter dem Herrgottswinkel zurück. Dort saß sie ruhig für sich und ganz bei sich.

Von Anfang an hatte die alte Frau die Anwesenheit meines Hundes nicht beachtet und keinen Kontakt mit ihm aufgenommen. Flaco machte es ebenso, lief an der im Herrgottswinkel sitzenden Frau vorbei, als wäre sie ein Möbelstück.

Bis zu einem gewissen Tag. An jenem Tag zögerte Flaco am Eingang. Ich sperrte die Haustür auf und der Hund blieb ganz gegen seine Gewohnheit auf der Schwelle stehen und sah fragend zu mir auf, ich sagte, komm, und er schlich, sich ein wenig duckend, nah an meinen Beinen ins Haus.

Ich ging in die Stube, dort saß in sich gekehrt die Großmutter und erwiderte meinen Gruß mit einem unauffälligen Nicken. Mir fiel auf, aber ich machte mir darüber überhaupt keine Gedanken, daß Flaco zum ersten Mal nicht mit mir in der Küche verschwand, um mich beim Kochen zu beobachten, sondern sich zu Füßen der alten Frau im Herrgottswinkel plazierte. Von dort war er nicht mehr zu vertreiben, auch nicht, als der Junge von der Schule heimkam und mit ihm im Garten spielen wollte. Da half keine Aufforderung, kein Bröckchen als Verlockung. Flaco lag und blickte stundenlang auf einen bestimmten Punkt über dem Kopf der Großmutter.

Was kann ein Hund erkennen?

An jenem Tag aßen wir ohne die Großmutter zu Mittag. Sie zeigte keinen Hunger und verharrte in sich und bei sich auf der Bank. Auch sie hatte ihren Blick auf einen Punkt geheftet, der außerhalb des Zimmers schien. Hund und Großmutter bildeten eine geheimnisvolle Einheit.

Ich sah die Zeichen immer noch nicht.

Nach dem Essen fuhr ich mit dem Jungen zur Eisdiele. Wir trafen andere Kinder und hatten es gar nicht eilig nach Hause zu kommen. Als ich wieder das Haus betrat, fiel mir die Veränderung auf. Ein Luftstau, eine Verdichtung, eine Kompression, ich konnte kaum atmen und riß die Fenster auf. In der Stube fand ich die Großmutter mit offenen, ins Leere blickenden Augen. Ich schloß sie. Ihr zu Füßen lag immer noch Flaco, hielt Wache und schaute sie unverwandt an. Er hatte den Herrn aller Wesen ankommen und fortgehen sehen.

Wie ist es möglich, daß ein Hund den Tod sehen kann?

Und als der ›wahre Herr‹ auch zu Flaco kam, da ging er freudig mit ihm.

Mein Hund hatte beinahe fünfzehn Jahre mit mir verbracht, mir jeden Tag seine große Lebensfreude geschenkt, war nun taub, halbblind, aber bis zu seinem letzten Tag von Krankheiten verschont geblieben.

An seinem letzten Tag erkannte ich den Tod. Der Tod hatte keine Farbe, aber einen Geruch. Als ich an jenem Morgen die Küche betrat, in der

Flaco sein Lager hatte, war der Raum schon gefüllt mit dem Geruch des Todes. Wir schauten uns beide darum wissend in die Augen. Was konnten wir anderes tun, als uns stumm zu bedanken, daß das Leben uns zusammengeführt hatte.

Den ganzen Tag blieb Flaco auf seiner Decke liegen, er fraß nicht und trank nichts. Ich blieb bei ihm. Gegen Abend erhob er sich vom Sterben, stand in Schönheit und wiedergewonnener Anmut eines Jagdhundes vor mir und ließ ein zweimaliges jubilierendes Bellen erschallen. Das Halali für seine letzte Jagd. Dann legte er sich auf die Seite, sein Herz blieb stehen. Die Abendsonne wärmte noch eine Weile seinen erkaltenden Leib.

Wie ist es möglich, daß ein Hund das Paradies sehen kann?

Herztod

Wenn das Leben uns gefällt,
dann muß auch der Tod,
der von der Hand desselben
Meisters kommt, uns gefallen.
Michelangelo

Den allerletzten Raum habe ich nicht gesehen. Die Tür des Universums, die sich für einen Augenblick vor mir geöffnet hatte, schloß sich wieder, und eine Macht stieß mich zurück in die Welt der Materie, des Raumes und der Zeit. Ich erwachte auf der Kardiologischen Intensivstation der Internationalen Klinik in Lima, Peru. Plötzlich schlug ich die Augen auf, nahm die Gegenstände und Menschen um mich herum wahr, erkannte jedoch nichts. Meine Augen sahen zwar, gaben aber keine Erfahrung an mein Gehirn weiter, ebenso erging es meiner Nase, meinen Ohren, meinem Tastsinn. Ich sah, roch, hörte, fühlte – nichts weiter. Alle früheren Erinnerungen und Erkenntnisse in mir waren gelöscht, nur Reflexe wie Essen, Schlucken, Atmen funktionierten wieder. Ich war wie ein neugeborener Säugling.

Ich war wiedergeboren.

Was passierte in der Nacht vom 7. auf den 8. Dezember 1982?

Den Tag hatte ich mit Arzt- und Laborbesuchen in Lima verbracht, obwohl ich mich zum ersten Mal seit Monaten wieder wohlfühlte. Eine heitere Leichtigkeit hatte mich ergriffen, ich schwebte fast von Wartezimmer zu Wartezimmer. Schmerzen verspürte ich keine mehr. Und trotzdem mußte ich in meiner Anamnese diese ungewöhnlichen Symptome schildern, die nach der Behandlung meiner Typhus- und Brucellose-Erkrankung in den letzten drei Monaten aufgetreten waren: Von einer Sekunde zur anderen verlangsamte sich mein Pulsschlag auf kaum noch fühlbare zwanzig Schläge, meine Körpertemperatur sank unter 34, auf nicht mehr meßbare Grade ab, und in meinem Kopf, in meinen Blut- und Nervenbahnen tobten und krampften entsetzliche Schmerzen, bevor ich in Ohnmacht fiel. Doch jedesmal war der schlimme Zustand schlagartig vorüber und ich erholte mich in einem langen Heilschlaf.

Da ich mit meinem Mann in einem kleinen Dorf in der sogenannten Selva Central im Osten Perus lebte, in dem es keine medizinische Versorgung gab, erhoffte ich mir jetzt von den Ärzten in der Hauptstadt Lima eine Diagnose und Hilfe. Im Labor wurde mir Blut zur Untersuchung auf verschiedene tropische Krankheiten abgenommen, und für den nächsten Tag wurde ich zu einer kardiologischen Untersuchung in die Clínica Internacional bestellt. Der Arzt, der mich behandelte, wollte mich dort dem besten peruanischen Kardiologen, einer in den USA ausgebildeten Kapazität, vorstellen.

Nach den Arztbesuchen war es später Nachmittag geworden, und bis ich mich mit meinem Mann in einem Lokal treffen wollte, lief ich durch die Straßen von San Isidro, einem hübschen Stadtteil von Lima. In den Vorgärten der weißen, im Kolonialstil erbauten Villen blühten leuchtendrot die Weihnachtssternbäume. Die Sonne hatte sich durch den Küstennebel, die Garúa, gekämpft und schaute nun ein wenig apathisch und kraftlos auf die Stadt, die sie sieben Monate im Jahr nicht zu Gesicht bekommt, weil sie in dichten Nebel gehüllt ist.

Während ich dahinschlenderte, spürte ich wieder diese heitere, glückliche Gelassenheit, die meinen Körper und meine Seele seit dem Morgen erfaßt hatte, und die sich bis zum Abend in eine grundlos, jubelnde Euphorie steigern sollte. Ich wußte nicht, warum ich mich so unbeschreiblich glücklich und leicht fühlte, und wer mir beim Gehen, das fast ein Schweben war, zuflüsterte, daß der einmaligste Augenblick meines Lebens bevorstand. Das Große, Einzigartige konnte doch nicht Weihnachten sein, das vor der Tür stand?

Heute weiß ich natürlich, daß ich damals an jenem späten Nachmittag des 7. Dezembers auf der Schwelle des Todes stand und daß mir die Kräfte der Ewigkeit dieses unbeschreibliche Vor-Glück bescherten. Ich verstehe auch, wovon

Kleist spricht, wenn er schreibt: »Heiter, wie in der Nähe einer Todesstunde«.

Im ›Vivaldi‹ in Miraflores traf ich meinen Mann. Wir nahmen einen Pisco sour und bummelten danach durch die Calle La Paz auf der Suche nach Weihnachtsgeschenken. Mir ging es gut. Das innere Glück bescherte mir einen geheimnisvollen Antrieb. Zum Abendessen wählten wir ein Fischlokal im Künstlerviertel Barranco. Dort saß ich neben meinem Mann reglos am Tisch, horchte in mich und bestaunte die stillen Vorgänge in meinem Körper wie ein Wunder. Ich sagte zu meinem Mann, mir sei eigenartig feierlich zumute. Hunger verspürte ich nicht, ich bestellte nur eine Fischsuppe, und als die Parihuela kam, hörte ich nach wenigen Löffeln zu essen auf. Wir gingen bald in die kleine Pension von Freunden zurück, bei denen wir immer während unserer Aufenthalte in Lima wohnten. Dieses Mal hatten wir das große, holzgetäfelte Zimmer im Erdgeschoß bekommen. Die Betten standen sich gegenüber entlang der Wand, im Abstand von drei Metern.

Ich konnte nicht einschlafen. Eine unbekannte Macht trieb und schraubte meine Seele hoch, immer höher, bis sie an ihrem höchsten, ekstatischen Punkt ankam. Plötzlich nahm ich wahr, wie alle inneren Organe, einschließlich des Magens und des Darms, schwach wurden, sich einfach fallen ließen, als könnten sie sich an ihrem Platz nicht mehr halten, als hätten sie der Erdanziehung nachgegeben. Trotz meiner Schwäche stand ich auf und ging ins Bad. Mein Darm stieß seinen Inhalt, seine Last vollständig ab, und die Ärzte schrieben später in ihrem Bericht, daß kein Essensrest in mir zurückgeblieben war.

Auf die Idee, meinen Mann zu wecken, kam ich nicht. Ich taumelte in mein Bett, lag bewegungslos und wartete, daß die todesähnliche Schwäche, die jetzt auch meine Lungen erfaßt hatte, vorbeiginge. Von einer Sekunde zur anderen füllte sich mein Brustraum mit einem berstenden Schmerz. Es war wie ein inneres Erdbeben, eine Detonation, mein Herz lief Amok! Der Schmerz katapultierte mich ins schwarze Nichts, meine Welt hielt den Atem an, stand still, totenstill.

Es war vier Uhr früh.

Zur exakt selben Zeit – wie meine Mutter und ich später rekonstruierten – ereignete sich zwölftausend Kilometer östlich von Lima, in München, das Folgende: Meine Mutter ging durch ein Zimmer in ihrem Haus, da hatte sie plötzlich das Gefühl, als ob jemand sie riefe. Sie blieb stehen, lauschte. Und in diesem Moment, so erzählte sie mir, ergriff eine gewaltige Kraft sie von hinten und stieß sie um.

»Wie ein Baum wurde ich mit einem Hieb gefällt!«, sagte sie. Mit komplizierten Brüchen kam sie zur selben Zeit wie ich in ein Krankenhaus in München.

In unserem Pensionszimmer in Lima erwachte mein Mann, der sonst einen festen, konstanten Schlaf hat, Punkt vier Uhr. Er roch den Tod im Zimmer.

Wenn es soweit ist, entscheiden andere. Mein Mann begriff instinktiv die Situation, handelte sofort, trug mich in den Jeep und erreichte mit mir fünfzehn Minuten später das Krankenhaus. Eilends wurde ich an Schläuche angeschlossen, verkabelt, künstlich beatmet und mein Herz massiert. Um vier Uhr dreißig war die peruanische Herzkapazität, Dr. Abugatass, bereits an meinem Bett. Der äußere, medizinische Ablauf wurde in meiner Krankengeschichte festgehalten – Myokarditis durch Typhusbakterien, Bradykardie-Tachykardie-Syndrom, Sick Sinus, Kammerflimmern, Herzstillstand –, doch mein inneres, subjektives Erleben war anders:

Mein Herz empfinde ich als ein außer Kontrolle geratenes Kettenkarusell, das sich in atemberaubender Geschwindigkeit dreht, nach außen und hoch in den Himmel katapultiert wird, jedoch vom Angekettetsein nicht loskommt, plötzlich ohne Übergang abbremst, stillsteht, bis es sich wieder rasend in Bewegung setzt. Mein Herz zeigt, was im Menschen ist: das Sprengen von Grenzen und das sich Zurückziehen bis zum Urpunkt. Schlag und Pause ohne Rhythmus, außer Kontrolle das Außen und das Innen. Immer wieder holt mich ein nicht auszuhaltender Schmerz in meinem Brustraum kurz ins Bewußtsein zurück, bis ich entfliehe.

Ich habe mich geteilt. Meine Seele und mein Geist haben den Körper verlassen, schweben und blicken jetzt von oben auf das Zimmer mit dem

Bett und den Apparaten, auf einen verkabelten Körper und Menschen im Zimmer. Ich sehe auf dem Monitor einen waagrechten Strich, ich höre den Alarmton pfeifen. Mein Mann, zwei Ärzte und drei Krankenschwestern sind bei mir, aber alle diese Menschen sind gleich weit von mir entfernt, für alle empfinde ich dasselbe Gefühl der Liebe, alle erkenne ich als mir nahestehend. Das Eigenartige ist, daß ich mich weder zu meinem Mann, den ich auch gar nicht als Ehemann erkenne, noch zu der Gestalt, die dort unten auf dem Bett liegt, liebevoller angezogen fühle. Meine außerirdischen Augen unterscheiden wohl nicht mehr.

Wieviel reale Zeit verstreicht, bis die nächste Phase beginnt, kann ich nicht sagen. Plötzlich reißt ein Vorhang auf und aus einem Schreckensfüllhorn werde ich von meinen eigenen schlechten, unguten und lieblosen Gedanken und Taten überschüttet. Alles aus meinem vierzigjährigen Leben war hier gespeichert, nichts, nicht die unbedeutendste Kleinigkeit fehlte; kein böser Blick, der an einer grünen Ampel einen Fußgänger traf, kein Schimpfwort, das einem mich überholenden Autofahrer galt, kein unfreundliches Wort in einer Kassenschlange wartend gesagt! Nicht nacheinander purzeln die Erinnerungen aus mir heraus, nein, gleichzeitig werde ich mit allem konfrontiert, was jemals an Negativem, Gleichgültigem, Hartem und Bösem von mir ausgegangen war, und wieder gleichzeitig fließen die Reaktionen und getroffenen Gefühle aller Menschen, die ich verletzt habe, zu mir zurück.

Ich werde in den Sog eines übermächtigen Erkennens gezogen, dessen Meßlatte die Liebe ist und zwar die Liebe zu jedem Menschen, der mir in meinem Leben begegnet war. Da ist niemand, der mich verurteilt, kein Richter richtet mich, und auch ich selbst richte mich nicht. Ich bin in die vollkommenste, allumfassendste Liebe gehüllt und erkenne selbst, wo ich gegen die Liebe verstoßen habe.

Der Schmerz und die Reue, die meine Seele in diesem Fegefeuer erfährt, sind unermeßlich groß und sie bewirken, daß ich, als ich meinen Nahtod überstanden habe, mir verspreche, so bewußt zu leben, daß ich keinen Menschen, kein Tier und auch nicht die Natur mit einem bösen Gedanken oder einer schlechten Tat verletzen werde.

Danach entsteht in meiner Mitte, über der Nabelgegend, ein rechtsdrehendes Licht, das alles, was mich ausmacht, ansaugt, einsaugt und als es vollgesogen ist, steigt die immerzu rechtsdrehende Lichtquelle wie eine Säule zu meinem Scheitel und entweicht aus meinem Körper durch die Fontanelle. In diesem Moment geschieht etwas Großes, ich selbst werde zur Lichtpyramide und alles leuchtet in den Farben weißgold, rosarot und lilablau. Ich bin das Licht und da bin ich allwissend und allsichtig auf einer Ebene, die es im materiellen Sein nicht gibt. Ich weiß um alle Geheimnisse der Schöpfung, des Menschen und um das ›Ewige Nichts‹. Nur in diesem Zustand verstehe ich die

Allmacht des Nichts, der Null, die nichts und doch alles, nämlich unsere einzige Wahrheit ist!

Ich bin das Licht und ich bin die Glückseligkeit. Das Ausmaß meines Glücksempfindens ist so stark, so groß, so grenzenlos, wie ich es niemals zuvor erlebt habe. Es ist Lichtjahre entfernt vom höchsten Glück auf Erden. Es ist der Himmel der seienden Liebe und des seienden Nichts.

Dr. Abugatass holte mich zurück ins Leben. Nicht nur mit medizinischen Mitteln, gestand er mir, die er als Kardiologe angewandt hatte – denn medizinisch konnte er wenig für mich tun.

»Da half nur noch beten«, sagte der berühmte peruanische Herzspezialist.

Ich erfuhr von ihm, daß rund um die Uhr die Ärzte und Schwestern der Intensivstation an mein Bett kamen, mich küßten und für mein Leben beteten. Es war eine liebende Heilung, denn die Küsse, die Gebete, die Anwesenheit von Menschen, denen ich etwas wert war, obwohl sie mich nicht kannten, haben mich in die Zeit und den Raum zurückgetragen. Am eigenen Leib erfuhr ich, daß nur die Liebe zählt. Nur die Liebe läßt uns überleben!

Die Zeit kehrte also zurück, wurde wieder meine Gegenwart, es war aber eine andere Zeit. Früher war das Leben rasend und hitzig und aufregend in mich eingedrungen und hatte mich mitgerissen. Intensiv und schnell hatte ich gelebt, war allen Forderungen und Ereignissen sofort gefolgt.

Nach meinem Stillstand funktionierte ich nicht mehr. Ich reagierte nicht mehr auf die Geschehnisse und den schnellen Rhythmus um mich herum. Wie in Zeitlupe glitt die Welt an mir vorüber, so langsam, daß ich keine Fortbewegung wahrnahm. Ein Gedanke in meinem Kopf schleppte sich dahin, bis zur Endlosigkeit gedehnt. Meine Gedanken standen fast still. Nach dem kurzen, wahren Glück in der jenseitigen Welt gab es für mich nichts mehr zu bedenken und zu bezweifeln.

Mein Körper hatte die früher erlernten Fähigkeiten vergessen. Stillstand der Motorik. Langsam lernte ich wieder sehen und gleichzeitig verstehen, mich bewegen und gleichzeitig sprechen. Ich lernte z.B. ein Kissen anschauen, es als solches erkennen und Bescheid wissen. Die Zeit zwischen Sehen und Erkennen wurde immer kürzer, bis nur ein Wimpernschlag sie trennte, und nach einem Jahr eine vollständige Verschmelzung eingetreten war.

Ich lernte wieder zu leben, aber ich wollte gar nicht leben! Eine Sehnsucht nach dem Licht, der absoluten Erkenntnis und der Glückseligkeit zog mich fort. Was sollte ich auf der Welt?

Lange Zeit verharrte ich in der Schwebe, ich hatte weder das eine noch das andere, kein Diesseits und kein Jenseits. Ich rührte mich nicht, denn Bewegung wäre ja die Entscheidung für das Leben gewesen. Es war dann kein spektakuläres Erlebnis, das mich wieder zurück in die Welt brachte. Es waren meine Augen, die plötzlich begannen, neugierig zu werden und zu beobachten. Da sah ich einen bunten Schmetterling, dort nackte Kinder am Fluß planschen, die mich rührten, oder ich beobachtete einen Bauern bei der Maisernte und sah seine Freude über den Reichtum, oder meine Augen folgten einer Schwangeren, wie sie behutsam Fuß vor Fuß setzte. Über die Augen kamen die Kommunikation und die Gefühle für die Welt.

Nur, es hatte sich alles verändert. Die Menschen, die Dinge, die Natur, die Gestirne sahen so aus wie vorher, und doch zeigten mir meine Augen, oder war es mein Herz, eine andere Ebene auf. Ich fühlte mich den Indianern sehr nahe, jetzt wußte ich, was sie sahen, wenn sie schauten!

In den darauffolgenden Jahren änderte sich schicksalhaft mein Leben von Grund auf. Ich verließ Südamerika, ich verließ meinen Mann, mein Haus, meinen Beruf. Mein Leben lebte ich fortan neu und anders, mich zog es zu den unheilbar kranken und sterbenden Menschen, die oft alleine auf den Tod warten. Das machte ich zu meinem Beruf. Und jedes Jahr beging ich seitdem den 7. und 8. Dezember in bewußter Erinnerung und Würdigung meines Nahtodes. Ich arbeitete an diesen beiden Tagen nicht, zog mich zurück, meditierte und betete, machte Gewissenserforschung und dachte an den Tod. Oft ereignete sich an diesen zwei Tagen ein kleines Wunder, sei es, daß ich einen Wahrtraum hatte und mir unerwartet eine Lösung zuflog, die mich aus einer schwierigen Lage brachte, sei es, daß mir etwas

Besonderes geschenkt wurde oder ich einen wichtigen Menschen traf.

Einmal ereignete sich ein großes Wunder, der Dalai Lama umarmte mich. Ich war am 6. Dezember 1989 spontan zu Freunden nach Bonn gefahren, um mit ihnen meinen siebten Wieder-Geburtstag zu verleben. Der Zufall wollte es, daß am 8. Dezember der Dalai Lama im Wissenschaftszentrum in Bad Godesberg vor einem ausgewählten Publikum sprechen sollte. Meine Freunde hatten eine Einladung erhalten und da sie verhindert waren, ging ich mit ihrer Einladungskarte zu der Veranstaltung. Mir wurde ein Platz im Auditorium in der 9. Reihe am Gang zugewiesen. Der Dalai Lama nahm zufällig diesen Gang, um zu seinem Vortragspult zu kommen. Als er auf meiner Höhe angelangt war, wandte er sich mir zu, faltete seine Hände vor der Brust, und verneigte sich vor mir. Erstaunt tat ich das gleiche.

Als er seinen Vortrag beendet hatte, nahm er wieder den Weg an mir vorbei und wiederum blieb er stehen, streckte mir seinen linken Arm entgegen und umarmte mich. Wir schauten uns in die Augen und er gab mir das Gefühl, als wisse er um meinen besonderen Tag.

Dieser besondere Tag in meinem Leben war die Nacht vom 7. auf den 8. Dezember 1982. Und immer noch sehne ich mich nach der Vollkommenheit und dem Licht des glückseligen Nichts, von denen ich mit Gewißheit sagen kann, daß sie wiederkommen werden.

Morgen ist es soweit

Und meine Seele spannte
weit ihre Flügel aus,
flog durch die stillen Lande,
als flöge sie nach Haus.
Joseph von Eichendorff

Ich bin Margarete Huber, Jahrgang 1922, meine Freundinnen nennen mich Margie und meine Kinder Mummi, aber mit einer Mumie habe ich nichts zu tun.

Ich war 72, als mir ein neues Hüftgelenk verpaßt wurde, eine Endoprothese. Das ist das Ende, dachte ich, und seit dem frühen Tod meines Mannes war ich nie mehr so niedergeschlagen.

Nach dem Tod von Ernst hatte sich in meinem Leben nichts geändert, ich blieb in unserer 4-Zimmer-Altbauwohnung am Pariser Platz, versorgte den Haushalt, unsere zwei Kinder, Junge und Mädchen, die beide auf das Gymnasium gingen. Ernst hatte noch die ersten Jahre der Kinder im Gymnasium erleben dürfen und war sehr stolz darauf, daß sie Latein und Englisch lernten. Als mittlerer Beamter bei den Städtischen Wasserwerken trichterte er den Kindern ein, man brauche Abitur, ein Studium, um am Arbeitsplatz geschätzt zu werden. Seine eigene abgeschlossene

Handelsschule und seine Überlegenheit in praktischen Lösungen zählten nichts, sagte er. Das zermürbte und zerfraß ihn. Beim Abendessen sprach er ausschließlich darüber, wie er im Dienst benachteiligt, übergangen und immer wieder korrigiert worden war, von jüngeren studierten Beamten. Das macht natürlich den Magen krank.

Nach der Hüftoperation kam ich zum ersten Mal länger von zu Hause fort, die Kinder wohnten ja nicht mehr bei mir, und ich mußte nur noch für mich selbst sorgen. Die Wohnung ist so groß und still geworden, und seit wir die Thermofenster bekommen haben, höre ich auch den Straßenlärm nicht mehr. Früher konnte ich nach dem Kindergeschrei, dem Gerenne und Gehupe auf der Straße die Zeit erraten. Jetzt ist es immer nächtlich still in der Wohnung, auch den Radioapparat stelle ich leise, ich würde sonst erschrecken.

In dem Jahr vor der Operation, als ich bei jedem Schritt stechende Schmerzen hatte und kaum noch die Treppen zum ersten Stock bewältigen konnte, sagten meine Kinder, Mummi, plag dich doch nicht so, im Altersheim wärst du gut versorgt! Wenn sie sahen, wie ich in der Küche zwischen Herd und Kühlschrank humpelte, priesen sie mir den Service im Altenheim an. Dreimal am Tag ein Essen, ohne die Hand dafür zu rühren!

Der Junge ist ein guter Junge, er hatte Pech mit seiner Frau, sie hat sich scheiden lassen, und ich habe sie seit der Scheidung nie wieder gesehen. Mein Enkelkind, Freddy, kommt mit seinem Vater jedes Jahr am ersten Weihnachtstag zu mir. Mein Junge kann mich natürlich nicht oft besuchen, er ist Abteilungsleiter in einer Bank und trägt viel Verantwortung. Er fliegt oft in den Robinson Club nach Italien, Nordafrika oder in die Türkei, er sagt, dort hätte er die größten Chancen, eine neue Frau kennenzulernen. Seine am häufigsten benutzten Wörter sind übrigens Streß und Frust. Er ist ein lieber Junge und repariert mir alles, wenn er kommt.

Meine Tochter sehe ich auch nur sporadisch, aber wir telephonieren viel. Häufig ruft sie spätabends an, wenn ich schon schlafe; sie lebt allein und hat niemanden, dem sie ihr Herz ausschütten könnte, doch wenn ich ihr vorschlage, öfter mal bei mir vorbeizuschauen, zählt sie mir auf, wie alle Abende in der Woche verplant sind: English Conversation für Fortgeschrittene, Stretching, kreatives Gestalten und so weiter. Sie nimmt sich einfach zu viel vor, und zu mir sagt sie, ach Mummi, was kochst und putzt du immer so viel, im Altersheim hättest du es viel gemütlicher!

In der Reha, so nennt man das heute, sollte ich wieder schmerzfrei gehen lernen. Sie setzten mich dort sofort auf Diät und quälten mich vier Wochen lang mit allen Arten von Gymnastik, zu Wasser und zu Land. Ich habe in der Reha nicht nur wieder Spaß am Laufen gefunden, mein Leben hat sich danach schlagartig geändert, und das kam so:

Nach einer Gymnastikstunde war ich die Letzte, die sich noch im Turnraum befand und meine Turnschuhe fester schnürte. Mona, die nette, junge Turnlehrerin oder Krankengymnastin, wie man sagt, wollte gerade den Raum verlassen, als sie in der Tür auf einen jungen Pfleger stieß, der einen Rollstuhlpatienten abholen kam. Der Patient war aber schon fort. Die beiden jungen Leute fingen zu schwatzen an, sie standen mitten in der Tür, ich hätte sie stören müssen, um an ihnen vorbeizugehen, und das wollte ich nicht. Ich band meine Schnürsenkel auf und wieder zu.

Sie sprachen über ›Springen‹. Sicher befragte der Pfleger Mona nach Turnübungen, ich hörte gar nicht hin. Die Begeisterung in ihren Stimmen ist mir dann doch aufgefallen und hat mich neugierig gemacht. In den Kosmos eintauchen – Abgrund – Weite – Unendlichkeit der Zeit – Glück, hörte ich sie sagen, das hatte doch nichts mit Turnübungen zu tun. Ich spitzte meine Ohren, in denen es vom Bücken rauschte, und plötzlich kapierte ich, es ging um Fallschirmspringen.

Mona und der Pfleger eilten nach dem kurzen Schwatz an ihre Arbeit, ich ging zurück auf meine Station, beendete erfolgreich meine Kur, kehrte zurück in meine 4-Zimmer-Altbauwohnung am Pariser Platz und dachte immerzu ans Fallschirmspringen. Die Beschreibung und die Begeisterung der jungen Leute ließ mir keine Ruhe. Ich ging ins nächste Sportgeschäft und erkundigte mich nach einer Möglichkeit zum Fallschirmspringen, ich tat so, als ob ich für meine Tochter anfragen würde. Die nächsten Schritte erfolgten dann in einer schnellen Leichtigkeit, so wie es richtigen Entscheidungen anhaftet. Ich weiß noch, wie ich mich am selben Tag für den Fallschirmsprung und das Altenheim anmeldete.

Und morgen ist es soweit, morgen beziehe ich das kleine Zimmer mit Kochnische in Sankt Vinzenz. Es hat nicht lange gedauert, bis ein Platz im Altenheim, am Telephon melden sie sich mit Seniorenheim, für mich frei wurde, und wenn ich daran denke, daß das Zimmerchen ja nur frei werden konnte, weil der vorherige Bewohner gestorben ist, dann überkommt mich eine unbestimmte Angst. Um die Angst zu verscheuchen, rufe ich mir die Bilder meines Fallschirmsprunges zurück, tauche ein in die Weite und Freiheit des Himmels.

Es war mein erster Flug. Warum und wohin hätte ich auch in meinem Leben fliegen sollen? Das heißt, einmal hätte ich die Möglichkeit gehabt, mir die Alpen von oben anzusehen. Meine Kinder schenkten mir zum Muttertag einen Alpenrundflug. Was sollte ich aber in der Luft, ich erbettelte damals einen Umtausch. Für meine schmerzende Hüfte war das warme Wasser eines Thermalbades heilsamer. Die Kinder hatten es nur gut gemeint und sie waren enttäuscht.

Und nun hatte ich mich selbst für die Luft entschieden. Ich erschrak über das winzige Flugzeug mit einem Propeller vorne an seiner Schnauze, neben dem Schorsch, der Lehrer mit dem ich im Tandem springen sollte, auf mich wartete. Er duzte mich gleich. Ich wurde in eine Art Monteuranzug gesteckt, und über den Kopf wurde mir eine Haube mit Brille gestülpt. Schorsch kümmerte sich um alle Reißverschlüsse, Riemchen und Leinen an mir, ich stand steif da und lächelte.

Dann schubste er mich mit einem Klaps in die Maschine. Toitoitoi!

Weder beim Start, noch beim abrupten Hochziehen der Maschine überkam mich Angst, ich schaute senkrecht hinunter auf die sich entfernenden Wiesen, Kühe, Wipfel. Aber beim gelegentlichen Absacken des kleinen Flugzeuges stockte mir dann doch jedesmal der Atem. Luftlöcher, sagte Schorsch lakonisch. Aha, antwortete ich nur.

Als wir eine bestimmte Höhe erreicht hatten, schnallte mich Schorsch mit Karabinerhaken an seinen Rücken, wie ein Kind nahm er mich Huckepack. Dann ging es sehr schnell, denn Schorsch war ein erfahrener und kluger Springer. Zwischen Fertigmachen und Abspringen hat er mir nicht viel Zeit gelassen, die Sekunde vor dem Absprung, das Bereitstehen an der offenen Tür und der Schritt hinaus in die Leere des Abgrunds ist wie Sterben. Und wer tritt schon gerne freiwillig da hinaus?

Der Zustand des Fallens, Schwebens, Fliegens, überhaupt das Sein im Raum ist unbeschreiblich, es ist wie geboren werden. Und sollte ich wieder einmal Angst vor dem Leben oder vor dem kommenden Tod verspüren, dann übe ich diesen winzigen Schritt hinaus in den Abgrund, lasse mich freiwillig fallen und spüre die Nähe des Himmels.

Die Grabredenschreiberin

Ist ein langes Leben so wünschenswert, wenn
es in täglicher Angst vor dem Tod und ständiger
Sucht nach Befriedigung gelebt wird,
in einem Morgen, das niemals kommt.
Laotse

Haben Sie schon einmal eine Grabredenschreiberin kennengelernt? Nein? Dann darf ich mich Ihnen vorstellen. Ich bin Sylvie, 28 Jahre alt und verfasse im Auftrag des Bestattungsunternehmen ETERNA Grabreden für 300 Mark pro Fall. Das ist günstig, wenn man bedenkt, daß ein Kranz fast ebensoviel kostet und nach einer Woche verwelkt ist, während meine Rede auch noch nach Jahren die Erinnerung an den Verstorbenen auffrischt. Im Preis inbegriffen ist eine Kopie der Rede für die nächsten Angehörigen.

Der Besitzer der Firma, Herr Küng, ist ein wunderbarer, gutaussehender Siebzigjähriger, mit noch vollem weißen Haar, das ihm kraus und wie elektrisiert vom Kopf steht.

Seine Manieren und Ausdrucksweise sind vorbildlich. In Gesprächen mit Hinterbliebenen nimmt er sich völlig zurück, erreicht aber immer, daß die Trauernden seine Vorschläge befolgen, sogar als ihre eigenen Ideen ansehen.

Herrn Küng lernte ich am Kleinhesseloher See kennen. Wir saßen auf derselben Parkbank. Er rechts, ich links, zwischen uns legte ich zwei Bücher (ich erinnere mich noch an die Titel, es waren meine damaligen Lieblingsbücher: Aus einem toten Haus und Ein Dorf im Dschungel), und er stellte eine Tüte mit Semmelresten zwischen uns, die er an die auf Wiesen und Wegen watschelnden Enten und Schwäne verfütterte. Auf meinen Knien lag ein Schreibheft, in das ich in Tagebuchart meine Gedanken und Beobachtungen notierte. Zum Beispiel sah ich das schwanzfedrige Hinterteil einer Ente unter den ins Wasser hängenden Perlfädenästen einer Trauerweide verschwinden, und schon diktierte mir mein Gehirn lyrische Worte zu diesem Bild.

Der entenfütternde, weißhaarige Herr Küng betrachtete neugierig meine Bücher und mein sich füllendes Heft. Er fing ein Gespräch über Literatur und Schreiben an. Das war mein Metier! Ich erzählte ihm, daß ich mein Studium der Germanistik wegen der Lehrerschwemme abgebrochen hätte und statt dessen schreiben wolle, nichts als schreiben! Mit Gelegenheitsarbeit, wie dem Verfassen von Bücherklappentexten, Putzen und Besorgungen machen für von Angehörigen, Gott und Tod vergessene Menschen, die, hilflos und übriggeblieben, in oft verwahrlosten Wohnungen dahinvegetierten, verdiente ich mir die Mittel für meinen bescheidenen Lebensunterhalt.

Im Gegenzug erzählte mir Herr Küng von seiner Bestattungsfirma, die bereits in der dritten Generation im Besitz seiner Familie war. Er versorgte den Innendienst, sein Sohn den Außendienst. Wie er so nett und unaufdringlich mit mir plauderte, konnte ich mir den alten Herrn gut mit den oft konfusen Trauernden vorstellen. Ganz ohne jeden Hintergedanken stellte ich die Frage nach der Qualität von Grabreden, und wer sie schriebe, wenn kein Pfarrer erwünscht war.

»Das könnten Sie machen!«, sagte er lächelnd und ein Blitz erhellte dabei seine Augen.

Seitdem bin ich bei der Firma ETERNA als Grabredenschreiberin angestellt, mit einem Auftragsvolumen von ein bis zwei Reden pro Woche. Um gute Reden schreiben zu können, recherchiere ich sorgfältig. Ich nehme mir Zeit, besuche die nächsten Angehörigen, trinke mit ihnen Tee oder Kaffee oder Likör, betrachte Fotos, höre zu, was sie über den Verstorbenen zu erzählen wissen, frage nach und notiere mir alles: die blanken Lebensdaten, herausragende Ereignisse, unerhörte Zufälle, überhaupt alles – Mißliches und Glückliches –, was den Menschen von außen beleuchten könnte. Auf eine Beurteilung oder gar Wertung der Lebensschicksale habe ich immer verzichtet, denn mein Grundsatz lautete: Das Leben des Verstorbenen war gut, so wie es gewesen und zu Ende gegangen war. Und so haben meine Grabreden, die von Freunden oder Verwandten (übrigens durchwegs Männern) vorgetragen wurden, immer Anklang gefunden und die Zurückgebliebenen getröstet.

Bis gestern. Gestern wurden auf dem Nordfriedhof die Urnen von Maria Lewinsky und Oskar Steinhart im Abstand von einer halben Stunde beigesetzt. Für beide Begräbnisse hatte ich eine Rede zu schreiben und war von beiden Familien gebeten worden, die Trauerrede selbst vorzutragen, was noch nie vorgekommen war.

Maria Lewinsky und Oskar Steinhart hatten sich im Leben nicht gekannt. Der Zufall wollte es, daß sie am selben Tag starben und nahe beieinander beigesetzt wurden. Der anonyme Geist, der hinter dem Zufall steht, verband auch mich mit ihnen. Ich tat etwas Unverzeihliches, ich verstieß gegen meinen Grundsatz. Und Herr Küng, der dieses eine Mal zufällig meine beiden Reden nicht gegengelesen hatte, kündigte mir nach dem Skandal sofort meine Mitarbeit auf.

Ich sitze wieder auf einer Parkbank am Kleinhesseloher See, Bücher und Schreibheft habe ich nicht bei mir. Wie im Traum wandern meine Augen umher, ruhen auf der Trauerweide, dem Wasser, den Enten und Schwänen, die ungewöhnlich weit weggerückt erscheinen. Heute rührt mich ihr Anblick nicht, mein Kopf wüßte nichts darüber zu schreiben. Die Tränen, die mir aus den Augen strömen, haben nichts mit diesem Anblick zu tun.

Ich denke an das Leben und Sterben der Maria Lewinsky und die Wut stoppt meine Tränen. Meine Anklagen in der Grabrede waren richtig, denke ich trotzig. Dieser kleinen, bescheidenen

Frau, die verhungert ist, wollte ich ein Denkmal setzen. Drei Nachmittage hatte ich mit ihrer Stiefschwester verbracht, die erst nach München reiste, als es schon zu spät und Maria Lewinsky an Entkräftung gestorben war. Sie entschuldigte und rechtfertigte sich nicht, sie sagte nur, daß Maria nie auf sich aufmerksam gemacht hätte. Wenn man bei ihr zu Besuch war, fühlte man sich wohl, denn Maria ging von ganzem Herzen und mit all ihrer Fürsorge auf den Gast ein; verabschiedete man sich von ihr, dann vergaß man sie, bewahrte aber weiter das gute Gefühl, das man von ihr mitgenommen hatte.

Die Stiefschwester von Maria Lewinsky zeigte mir Jungmädchenfotos: von Maria und ihrem Vater, der nicht aus Rußland zurückkam, von der zwölfjährigen Maria bei der Wiederheirat ihrer Mutter. Auf den Fotos erkannte ich deutlich eine Veränderung in Marias Gesicht. Das Kind, das vorher selbst der lachende Mittelpunkt eines Fotos gewesen war, änderte sich in ein junges Mädchen, das der Schmuck und der Glanz für andere wurde. Sogar der Schäferhund – Asta, sagte die Stiefschwester und legte kurz ihren roten Fingernagel auf einen Hundekopf – schien schön, ja überhaupt erst sichtbar durch die hingebungsvolle Geste, mit der sich Maria auf dem Foto dem Hund zuwandte. Sie hatte die Gabe, ihre Umwelt in den Mittelpunkt zu rücken, während sie wie ein unsichtbarer Schutzengel daraus verschwand. Ich wußte nicht, daß sie krank war, sagte mir die Stiefschwester – wie sollte man auch von einer Unsichtbaren etwas erfahren! – und ich wußte nicht, wovon sie lebte. Ich habe mich einfach nicht dafür interessiert. Sie klagte auch nicht.

Jeder hat doch Geld, jedem geht es gut, jeder kann zufrieden sein! So wird auch Oskar Steinhart gedacht haben, der einzig mit der Begierde seines Körpers beschäftigt war. Bei seiner Witwe verbrachte ich nur eine kurze Stunde, um die biografischen Eckpfeiler meiner Rede zu erfragen und was ich erfuhr, brachte mich in eine innere Raserei, die der Motor zweier flammender Grabreden wurde.

Ich spielte den Richter. Scharf warf ich dem Toten am Grab sein maßloses Fressen und Trinken vor, und wie bequem er es doch gehabt hatte, als gut versicherter Beamter krank zu feiern und sich wegen der unmäßigen Leibesfülle, die auf sein Herz drückte, vorzeitig pensionieren zu lassen. Und den größten Frevel hatte er begangen, als er sich wegen seines unstillbaren Eßdranges einer magenverkleinernden Operation unterzogen und deren Folgen er nicht überlebt hatte. Sähe man darin, las ich mit erhobener Stimme meinen Text ab, nicht die Hand Gottes?! Hätte Oskar Steinhart das Geld, die beträchtlichen Kosten für Operation und Krankenhausaufenthalt nicht den Hungernden spenden müssen?!

Ich peitschte die Vorwürfe den Trauernden um die Ohren und schämte mich nicht. Auch in der vorangegangenen Grabrede für Maria Lewinsky hatte ich angeklagt, die Menschen der unterlassenen Hilfeleistung für eine Frau bezichtigt, die zu bescheiden oder zu unbeholfen gewesen war zum Sozialamt zu gehen, ja, die nicht einmal einer Krankenkasse angehört und in ihrer Krankheit keinen Arzt aufgesucht hatte. Alle Regeln des ›Ruhe in Frieden‹ ließ ich außer acht, meine Reden gerieten mir zur journalistischen Sensation, die alle Anwesenden verletzte.

Ich war so erfüllt von meiner Mission, daß mir die entgegenschlagende Empörung und meine nachfolgende Kündigung noch zusätzlichen Zündstoff gaben. Von zu Hause aus rief ich die Redaktionen der in der Stadt ansässigen Boulevardpresse an und versuchte, eine Reportage über die beiden gegensätzlichen Schicksale zu verkaufen. Höflich wurde meine Geschichte abgelehnt. Armut, Krankheit, Freßsucht interessieren unsere Leser nicht! Diese Geschichte könnten Sie in der Bibel unterbringen, aber nicht bei unserem Blatt! Die Antworten der Redakteure brachten mich zum Lachen, und das Lachen rüttelte mich wach. Ich vernichtete die beiden Grabreden.

Nun sitze ich wieder auf der Parkbank am Kleinhesseloher See und starre auf das Wasser. Es ist später Nachmittag und ich hoffe, daß Herr Küng auch heute seine Gewohnheit pflegt und einen Spaziergang zum See macht. Leise setzt er sich auf meine Parkbank und stellt die Tüte mit Semmelresten zwischen uns. Ich erschrecke, ich hatte Herrn Küng nicht kommen sehen. Ohne einen Gruß, frage ich ihn sofort, was ich falsch gemacht hätte.

Er greift in die Tüte und füttert die Enten, die Schwäne und ohne mich anzuschauen, sagt er: »Die Hitzigkeit Ihrer Jugend, der Teil, der so gerne eine Revolution lostritt, hat auch Sie erfaßt und mitgerissen. Sie kennen noch nicht das göttliche Gesetz, das unsere Welt beherrscht, vertrauen nicht auf ›Dein Wille geschehe‹. Glauben Sie mir, die Dinge der Menschen regeln sich von alleine.«

Ich konnte dem alten Mann nicht glauben und verstand seine Einstellung nicht, trotzdem lösten seine Worte eine unbestimmte Traurigkeit in mir aus. Sie mußten in einen unbekannten, tiefen Grund gefallen sein.

Colombine

Die Liebe ist stark wie der Tod, sie siegt immer.
Friedrich Weinreb

Sie erinnerte sich nicht mehr daran, daß sie einmal Colombine hieß, für einen einzigen Menschen Colombine gewesen war. Nun war Paula Hartwig 79 Jahre alt, sie war für alle im Altenheim ›die Paula‹ oder ›Frau Paula‹. Die wenigen Verwandten, die noch kamen, nannten sie Pauline, so wie ihre Eltern es getan hatten. Pauline! Französisch ausgesprochen wie Poliinn. Ihr Vater hatte sie nach dem 1. Weltkrieg, nach dieser herzfressenden Blutsfeindschaft mit Frankreich ostentativ so gerufen, und der Name ging mit ihr durch die Schulzeit, obwohl sie davor das Paulchen gewesen war.

Der Name Pauline, mit dem langgezogenen ›i‹ hatte etwas Elegantes, Extravagantes an sich, und elegant und extravagant war Pauline, das heißt sie wurde es, so mit siebzehn, achtzehn, als sie sich von ihrem Babyspeck befreit hatte, und auch die Mode danach war, kurz, exotisch, ideenreich.

Pauline hatte nie geheiratet und keine Kinder bekommen, was früher ein und dasselbe bedeutete. Sie war Lehrerin geworden für Französisch und Geschichte und die letzten 25 Jahre bis zu ihrer Pensionierung verbrachte sie an einem Mädchengymnasium in der Großstadt, die auch ihre Geburtsstadt war.

Sie war eine elegante, schlanke Frau mit kinnkurz geschnittenem, leicht welligem Haar, das sie, weil es sehr früh graue Strähnen zeigte, kastanienrot einfärbte. In Paris, wo sie sich oft aufhielt, kam es vor, daß junge Männer ihr nachschauten und ungeniert »olala très chic« zuriefen. Auch ihre kritischen Schülerinnen fanden ihre Lehrerin chic, was ein noch größeres Kompliment war.

Sogar jetzt mit 79 Jahren trug sie ihr Haar immer noch in derselben Façon, kinnkurz, kastanienrot, und ihre Kostüme waren vom besten Damenausstatter der Stadt. Aber Pauline hatte die Freude an ihrem Äußeren verloren. Schlagartig, wie die Luft aus einem Luftballon, war das erhabene Gefühl, das bei ihr immer mit Mode, Eleganz, lackierten Fingernägeln und ausgesuchten Parfums einhergegangen war, verloren, entwichen, gestorben. Nun ließ sie nur noch die altgewohnte Disziplin an all den Schönheitsdingen festhalten.

Pauline glaubte, daß der Mangel an Lebensfreude oder Lebensinteresse damit einherging, daß etwas in ihrem Kopf nicht mehr stimmte. Oft suchte sie nach Wörtern, sie hatte sie auf der Zunge und doch standen sie nicht zur Verfügung. Dann hatte sie Bilder im Kopf und konnte diese nicht mehr zusammenfügen, in einen Zusammenhang mit ihrem Leben bringen. Mit Musikstücken oder Gedichtzeilen erging es ihr ebenso, eine Zeile kam ihr in den Sinn, »ich bin die Wunde und das Messer«, sie wiederholte sie unzählige Male, »ich bin die Wunde und das Messer«. Irrwitzig erschien ihr die Gedichtzeile, weil sie weder die vorangehende oder nachfolgende oder den Dichter wußte. Es machte sie traurig.

Und heute hatte Pauline in einem Buch, das sie sicher schon seit über fünfzig Jahren besaß, es waren Zweigs Erzählungen, einen vergilbten Zettel gefunden, auf dem stand in steiler Handschrift:

›Colombine – heute hinter den Propyläen geht die rote Sonne unter und immer wieder auf. Dein Blümchen‹, und daneben war ein Blumenkopf mit schräg gestelltem Stengel gezeichnet.

Pauline stand am Bücherregal und hielt diesen Zettel in der Hand, ganz zart zitterte das dünne Blatt. Sie starrte auf die Handschrift, auf die seltsame Unterschrift ›Dein Blümchen‹. In ihrem Kopf wollte keine Erinnerung entstehen, nicht einmal eine Ahnung, an der sie sich festhalten und der sie nachspüren konnte, tauchte auf. Colombine? War sie damit gemeint? Und wer war Blümchen?

Langsam ging Pauline zu einem Sessel und setzte sich, sie fühlte sich plötzlich sehr müde. Sie hatte den Eindruck, als ob ihre Beine sie nicht mehr tragen würden. Das Blatt in ihrer Hand zitterte. Sie legte es sich auf die Brust und schloß die Augen. Da spürte sie eine sonderbare Empfindung in ihrem Herz, wie heiße Tränen, die in ihre Bauchhöhle tropften. Sie wunderte sich, wieso ein Herz weinen kann. Dann nickte sie erschöpft im Sessel ein.

Die nächsten Tage ging ihr Blümchen nicht mehr aus dem Kopf. Vorsichtig forschte sie bei ihrer Cousine und bei noch am Leben gebliebenen Freunden aus der Zeit, als sie jung war, nach, wer sich an einen Mann namens Blümchen erinnern könne. Nein, niemand hatte je einen Blümchen gekannt. Und wer hieß Colombine? Das ist doch die Muntere aus der Commedia dell'Arte, die Geliebte des Harlekin. Nein, sonst hat niemand Colombine geheißen. Warum fragst du?

Es kamen quälende Tage und Nächte. Wie besessen war Pauline und konnte nicht mehr aufhören nachzudenken, nachzuforschen, wer war Colombine, wer war Blümchen. Sie fühlte eine starke Hand, die sie im Nacken festhielt und ihren Kopf immer wieder auf die Namen stieß. Colombine! Blümchen! Sie fröstelte.

Sie wurde krank und verließ ihr Bett nicht mehr. Eine allgemeine, unerklärliche Körperschwäche plagte sie, sie aß kaum, sie fieberte und fröstelte. Der Arzt, der zu Pauline geschickt wurde, stellte keine eindeutige Diagnose, ihm fielen die eigenartig unruhigen, hin und her blitzenden Augen der Frau auf. Haben Sie Sorgen, fragte er lapidar. Pauline antwortete nicht. Sie bekam ein Vitaminpräparat und pflanzliche Beruhigungsdragees.

Plötzlich sah Pauline ein Gesicht. Es tauchte in ihren unruhigen, fiebrigen Kurzträumen auf, schwebte, immer größer werdend, auf sie zu. Mit einem Schrei löste sie sich aus diesem Traum, das Gesicht jedoch blieb hinter ihren Augen stehen, und da erkannte sie ihn. Felix Mendel. Blümchen!

Lange, lange hatte sie ihn aus ihrem Leben verbannt gehabt, den schlanken, schönen Theaterarzt mit seinen schwarzen Haaren, den schwarzen, sinnlichen Augen und seinen wohlgeformten weißen Händen. Seine Hände, die sie so verführerisch in den Himmel zu streicheln vermochten und die ihr die Spritze gaben und danach eine dünne Kanüle durch ihre Vagina in den Uterus einführten und eine Flüssigkeit einleiteten. Nach einer Woche ging unter starken Schmerzen die Frucht ab. Pauline erinnerte sich jetzt so genau, als ob sie es gestern erlebt hätte. Sie sah sich vom Mittagstisch bei ihren Eltern aufspringen und ins Bad eilen, da lag ihr Kind – es widerstrebte ihr, Fötus zu sagen, es war ihr Kind! – schon in der blutigen Binde. Alles an seinem Körper war ausgeformt und zu erkennen, sogar Finger und Zehen, und das bestürzte Pauline am allermeisten. Es war ein winziges, fertiges Kind! Sie wusch es und bettete es weich in Watte und steckte es in ihre Handtasche. Am liebsten hätte sich Pauline in ihr Zimmer eingesperrt und um ihr Kind geweint, aber sie entschloß sich, sofort mit der Straßenbahn in die Theresienstraße zu Blümchen zu fahren.

Seine Wohnung im 2. Stock des düsteren Backsteingebäudes war gleichzeitig seine Praxis gewesen. Doch seit dem Berufsverbot für jüdische Ärzte hallten seine Schritte, wenn er immer wieder zum Wartezimmer ging und hineinschaute, einsam und sinnlos durch die Etagenwohnung. Jeden Tag hatte ihn Pauline, die von der nahen Uni herüberkam, getröstet und ihn ermahnt, die Wohnungstür jetzt geschlossen zu halten, es kämen ja keine Patienten mehr. Auch die Abendeinsätze als Theaterarzt waren ihm genommen worden.

Im Theater hatten sie sich kennengelernt. Pauline hatte für die Aufführung einer Commedia dell' Arte eine Studentenkarte erwischt und war kurz vor Beginn der Vorstellung, als es im Zuschauerraum schon dunkelte, ein wenig zu hastig und zu schnell zu ihrem Platz gestürmt und war über die langen Beine des Mannes gestolpert, der den äußersten Sitzplatz ihrer Reihe innehatte. Sie kam neben ihm zum Sitzen und entschuldigte sich. Erst in der Pause besah sie sich den gutaussehenden Mann mit dem Siegelring, der eine Rose trug. Jüdische Züge, dachte sie. Er stellte sich vor und lud sie zu einem Glas Champagner ein.

Für beide war es die ausschließliche, große Liebe, eine Liebe des Körpers und der Seele. Aber die Zeit gestattete ihnen nicht, ihre Liebe zu leben. Sie vertrösteten sich auf später, denn sie waren davon überzeugt, das Tausendjährige Reich würde keine zehn Jahre dauern, und dann wären sie noch jung genug, zu heiraten und Kinder zu zeugen. Ein Kind mit deinen sephardischen Augen und meiner bayrischen kuhhaften Sanftmütigkeit! Sie kamen ins Schwärmen, wenn sie von der Zukunft sprachen. Beide waren sie sich einig gewesen, daß sie jetzt, unter diesen Unmenschen keine Kinder haben wollten. Und doch war es passiert.

Pauline läutete Sturm. Das große Messingschild an der Tür war schon lange nicht mehr geputzt worden. In der Gravur »ARZT« hatten sich schwarze Schlieren eingenistet. Pauline läutete. Felix öffnete nicht. Die Frau Kanter von nebenan steckte ihren Kopf zur Tür heraus und sagte, »Freillein, der Doktor is heit Nacht abgholt worn«, und schnell machte sie ihre Tür wieder zu, um nicht die Tränen in dem jungen Mädchengesicht sehen zu müssen. Es war eine schlimme Zeit.

Damals hatte Pauline beschlossen, auch zu sterben, aber sie brachte es nicht fertig, selbst Hand an sich zu legen. So fror sie jeden Gedanken, jedes Gefühl, jede Erinnerung an Felix ein. Und heute war der Eisblock geschmolzen.

Pauline war 79 Jahre alt und lag in ihrem eigenen Bett im Altenheim zum Heiligen Franziskus. Sie fühlte sich von den Bildern der Vergangenheit erschöpft, sie wollte Schlaf und Ruhe. Sie hielt den Zettel, ›Colombine – heute hinter den Propyläen geht die rote Sonne unter und immer wieder auf‹, in ihren Händen, als man am nächsten Morgen mit dem Frühstück zu ihr kam und bemerkte, daß sie nicht mehr atmete.

Regines Selbstfindung

Angesichts des Todes hört jede Neurose auf.
Kurt Kolle

Regine war, seit sie sich erinnern konnte, unglücklich. Vielleicht war es nicht Unglück, was sie fühlte, vielleicht war es eine Traurigkeit, die sie dem Leben gegenüber spürte, da sie nichts mit ihrem Leben anzufangen wußte. Sie hatte mit drei Männern zusammengelebt und in jeder Beziehung einen Selbstmordversuch unternommen, wobei sie immer knapp gerettet wurde. Wenn man bedenkt, daß sie drei unterschiedliche Männer gewählt hatte, muß man zu der Überzeugung kommen, daß der Wunsch, sich selbst zu töten, ihrem eigenen Wesen entsprang und wenig mit ihren Männern zu tun hatte.

Schon in ihrer Kindheit war Regine äußerst launisch gewesen. Als Einzelkind, das sie war, stand sie vollkommen unter der Führung ihrer Mutter. Wenn es Regine langweilig war, und es war ihr oft langweilig, rannte sie zur Mutter und fragte quengelnd, »was soll ich machen?«

Regines Mutter war eine einfache Hausfrau. Sie lebte für ihren Mann und ihr Kind, erfüllte ihnen jeden Wunsch, und ihren Haushalt besorgte sie gewissenhaft und sparsam. Aber Gedanken, die über den Haushalt und die Versorgung ihrer Familie hinausgingen, machte sie sich nicht.

Sie war eben die Tochter eines Schusters, und alles war so klar begrenzt gewesen in ihrer Kindheit und Jugend. Sie kannte keine Freiheit, Freizeit, Freigeistigkeit. Immer hatte sie sich nur über das Alltägliche und Naheliegende Gedanken gemacht. Jeden Sonntag ging sie in die Kirche. Es wäre ihr nie eingefallen, sich zu fragen, warum sie das tat, und sie wußte auch keine Antwort auf die Frage, wer oder was Gott sei. Seit sie sich erinnern konnte, ging sie sonntags um zehn Uhr in die Kirche und sie würde das bis an ihr Lebensende so beibehalten.

Regine war anders. Einmal ging sie freudig mit in die Messe, schien verzückt zu beten, zu singen, das nächste Mal scharrte sie unwirsch mit den Füßen, hielt sich nicht ruhig und langweilte sich. Wenn ihre Mutter dann besorgt fragte, »was fehlt dir denn?«, wußte sie es nicht.

Sie wußte auch nicht, ob sie weiter zur Schule gehen oder eine Lehre anfangen sollte. Die Schule hatte den Vorteil, daß sie die Entscheidung für einen Beruf noch hinauszögern konnte. Regine hatte zu nichts Talent und zu nichts Lust. So lernte sie sich als durchschnittliche Schülerin durch alle Klassen des Gymnasiums und war selbst erstaunt, als sie das Abitur in der Tasche hatte. Ihre Eltern waren maßlos stolz auf ihre Tochter. Regine selbst fühlte sich nicht besser und nicht schlechter als vorher.

Wenn sie ihren Gefühlen nachgegangen wäre,

was Regine aber nie wagte, wäre sie auf diese nagende Traurigkeit und Ziellosigkeit, ja Sinnlosigkeit in ihrem Leben gestoßen. Sie wagte einfach nicht die Frage, »warum bin ich auf der Welt, was macht mich einzigartig?«

Ihre Eltern nahmen an, daß Regine nun studieren und Rechtsanwältin oder Ärztin werden würde. Als sich Regine aber gleich darauf verlobte, konnten sie ihre Enttäuschung kaum verbergen, sie verstanden nicht, wozu sich Regine all die Jahre in der Schule abgemüht hatte.

Regine lebte in einem Zustand des Wartens. Sie lag im Wohnzimmer ihrer Eltern auf der Couch und blätterte in Zeitungen, Illustrierten und Katalogen, aus denen sie ihre Aussteuer auswählte, die ihr Vater dann bestellte und bezahlte. Nach drei Monaten zu Hause Herumsitzen heiratete Regine.

Ihr erster Mann hieß Harald und arbeitete in einer Versicherung als Sachbearbeiter. Er hatte blaue Augen und braunes, exakt geschnittenes Haar. Harald hatte Regine an einem Baggersee beim Baden kennengelernt und er war selbst erstaunt, als er sich ihr einen Heiratsantrag machen hörte. Er hatte immer für glutäugige, temperamentvolle Schwarzhaarige geschwärmt. Regine war blond, kurzbeinig und ihre Augen verloren sich in einer unbestimmbaren Farbe, graublauwäßrig. Sie redete und bewegte sich langsam, lag gern auf dem Sofa, gähnte viel. Er heiratete sie trotzdem und fühlte sich innerhalb der vorgegebenen Grenzen einer Ehe gut aufgehoben.

In der Verlobungszeit und noch zu Beginn ihrer Ehe spürte Regine eine nie gekannte Kraft, fast eine Lebensfreude in sich. Sie richtete ihre gemeinsame Wohnung ein, belegte einen Kochkurs, lernte die Kniffe eines Haushalts zu meistern. Harald stellte keine hohen Ansprüche, weder ans Essen, noch an die Ordnung in den Zimmern, noch im Bett. Er liebte sein geregeltes Leben: Büro, danach Sport im Verein und zweimal in der Woche trafen sie sich mit seinen Freunden in einer Kneipe.

Regine hatte sich angewöhnt, sich für diese Ausgehabende großartig anzuziehen und herauszuputzen. Stunden vorher nahm sie ein parfümiertes Bad, wusch sich die Haare, wählte mit Bedacht ihren Haarschmuck, die Ohrringe und hochhackige Pumps aus. Mit Vorliebe zog sie einen zu knapp sitzenden engen Rock an, sie war der Ansicht, ihr großes Gesäß würde dadurch schmaler erscheinen.

Zwei Jahre waren vergangen und nichts hatte sich in Regines Leben geändert oder ereignet. Schon lange war das bißchen Freude, das am Anfang der Ehe in ihr aufgekeimt war, wieder erstickt. Sie fühlte nichts, nichts, nichts. Da war einfach nur eine Leere in ihr.

An einem Donnerstag, es war der Ausgehtag, lag Regine in der Badewanne und las in einem Krimi. Plötzlich schnürte ihr etwas die Kehle zu, der Druck wurde stärker und sie legte das Buch fort und setzte sich auf. Sie bekam keine Luft mehr, ihr Herz raste, sie spürte es irgendwo stark pochend am Hals. Mit der linken Hand hielt sie sich am Griff fest und mit der rechten umklammerte sie den Wannenrand. Sie war sicher, daß sie ersticken würde. Doch dann ließ der einschnürende Druck in ihrer Kehle nach, ihr Herz schlug langsamer, aber immer noch blieb sie in der Badewanne sitzen und starrte auf ihre Füße. Regine konnte nichts denken, sie war erfüllt von einer großen, leeren Angst. Sie starrte weiter auf ihre Füße und dabei starrte sie nach innen auf ihr Leben. Es schnürte ihr wieder die Kehle zu.

Sollte Baden und sich für Haralds Freunde Herrichten alles in ihrem Leben sein? Ihr Kopf, ihre Ohren wurden glühend heiß. Sie hielt es nicht mehr aus, stieg aus der Badewanne, öffnete das Arzneischränkchen und griff wahllos, gierig hinein, riß Packungen mit Kopfschmerztabletten, Schlaftabletten, Tabletten gegen Reiseübelkeit und Wespenstiche auf und steckte, so viel sie nur konnte, in ihren Mund und spülte die Tabletten mit einem Zahnputzbecher voll Wasser hinunter. Dann legte sie sich aufs Bett und wartete auf irgendeine Erlösung.

Regine hörte Harald nach Hause kommen und an ihr Bett treten, es war ihr aber nicht möglich, die Augen zu öffnen, ihre Lider klebten auf ihren Augen. Harald rüttelte sie, er glaubte, sie schliefe und sagte, »steh auf, wir müssen gehen, hast du unseren Abend vergessen?« In Regines Kopf dröhnte überlaut die Stimme ihres Mannes. Ihr Kopf oder das Bett kreisten mit ihr, sie versuchte etwas zu sagen, wie »hilf mir«, aber auch ihr Mund war verklebt, nur ein röchelnder Ton kam heraus.

Im ersten Moment war Harald verärgert, daß Regine um diese Zeit schlief. Als sie sich nicht rühren wollte, trat er näher ans Bett und sah den eigenartig verzerrten Ausdruck in ihrem Gesicht. In ihren Mundwinkeln bemerkte er kalkweißen Schaum. Er rief sofort den Notarzt an.

Mit dem Arzt zusammen war er ins Badezimmer gegangen, und dort hatten sie die schlampig aufgerissenen Medikamentenpackungen gesehen, und der Arzt konnte sich ein Bild über die Art von Regines Tablettenvergiftung machen. Er wies sie zur Magenspülung ins Krankenhaus ein.

Harald blieb zu Hause. Er war so geschockt, daß ihm die Beine versagten. Die ganze Nacht saß er wie versteinert im dunklen Wohnzimmer im Sessel und betäubte sich mit Cognac. Erst am Morgen stand er auf, rief im Büro an und meldete sich drei Tage krank. Dann ging er ins Bett.

Nach einer Woche wurde Regine aus dem Krankenhaus entlassen. Sie wirkte ausgeruht und war schöner und schlanker als zuvor. Sie beschwerte sich, daß Harald sie so wenig im Krankenhaus besucht hätte. Über den Grund ihres Anschlages auf ihr eigenes Leben sprach sie nie. Und Harald fragte sie nicht danach.

Ihre Eltern waren wie vor den Kopf gestoßen, hatte Regine ihnen doch regelmäßig erzählt, was für einen Spaß sie in ihrer Ehe hätte – und nun das. Was sollten sie da noch glauben! Regines Mutter machte sich große Sorgen, sie ahnte, daß der Selbstmordversuch ihrer Tochter aus einer hysterischen Laune heraus passiert sein könnte. Hatte sie ihrer Tochter so wenig Ehrfurcht vor dem Leben beigebracht? Trotzdem belästigte sie Regine nicht mit ihren Fragen, sie betete einfach für sie.

Harald ging weiter in sein Büro, in seinen Sportverein und zweimal in der Woche trafen sie sich mit seinen Freunden. Regine handarbeitete nun viel, im Krankenhaus hatte man ihr diese Beschäftigungstherapie angeraten.

An einem Donnerstagabend kam Regine zufällig neben Dieter zu sitzen. Alle nannten Dieter einen Softie. Regine fand ihn sehr nett und er hatte sehr gute Manieren. Jedesmal wenn sie aufstand, um auf die Toilette zu gehen, erhob sich auch Dieter und setzte sich erst wieder, wenn sie sich vom Tisch entfernt hatte; beim Zurückkommen erwartete sie dasselbe Ritual.

Dieter richtete gleich intime Fragen an Regine, »was fühlst du, wie gehst du mit deiner Sexualität um, wie lebst du deine Beziehung«. In ihrer Verwirrung erzählte sie von ihrem Selbstmordversuch. Da entstand in Dieter eine unwiderstehliche Berufung, diese Frau retten zu müssen.

Ein halbes Jahr später waren Harald und Regine in beiderseitigem Einverständnis geschieden. Über das Trennungsjahr hatten sie den Richter bemogelt.

Dieter wurde Regines zweiter Ehemann, und sie glaubte, endlich den Mann gefunden zu haben, der sich ihres Lebensweges annahm und sie endlich dorthin führte, wo keine Leere und konfuse Angst auf sie wartete. Dieter forderte mehr von ihr, auch verbrachte er als Grundschullehrer viel Zeit zu Hause. Er überwachte jeden Schritt und Handgriff von Regine, belehrte, förderte und kritisierte sie. Schon nach kürzester Zeit wußte Regine nicht mehr, was Gut oder Böse, Unten oder Oben war. Dieter hielt ihr Vorträge, gab ihr Bücher zu lesen, Fachbücher mit dem Titel »Mein Leben in meiner eigenen Hand« oder »Die Kunst man selbst zu sein« oder »Der Friede im Innern der Weiblichkeit«.

In jener Zeit begann Regines Müdigkeit. Sie schlief gut und war dennoch müde, sie schlief noch länger und öfter am Tag und war immer noch müde. Zu den Abenden mit den Freunden mitzugehen, war sie ebenfalls zu müde. Dieter, der sich in der alternativen Heilkunde auskannte, kaufte für Regine Muskatpulver und Wermutwein und schlug ihr Heiß-Kalt-Waschungen vor, aber wenn er nicht zu Hause war und sie kontrollierte, unternahm Regine nichts gegen ihre Müdigkeit. Am liebsten hatte sie es, wenn sie allein und ungestört zu Hause sein konnte, und ihr Mann sie in Ruhe ließ. Sie träumte Löcher in die Luft.

Dieter besuchte esoterische Seminare, die ihn brennend interessierten. Bei einem dieser Seminare – es muß das Seminar über kosmische Energie gewesen sein – lernte er seine Seelenpartnerin kennen. Sie hieß Edith und war neun Jahre älter als er. Regine erzählte er ganz offen, »da war etwas Außerirdisches, Kosmisches am Werk, dem müssen wir uns beugen, eine karmische Beziehung muß man immer leben«. Und so lebte Dieter sein karmisches Verhältnis.

Regine reichte die Scheidung ein. Während der Scheidungsauseinandersetzungen lernte sie Dieter erst richtig kennen. Sorgfältig und kleinlich legte er Inventarlisten an, auf denen er mit D und R markierte, wer was bekommen sollte. Fast den gesamten Haushalt, er hatte sogar die Bierdeckelsammlung aufgeführt, überschrieb er sich selbst. Regine war alles egal, sie war zu müde zum Streiten, sie war zu müde zum Leben, sie schluckte zwanzig Valiumtabletten mit einem Glas Portwein, während Dieter im Wohnzimmer indische Sitar-Musik hörte. Dann fiel sie endlich in die Leere, in der es nicht einmal einen Traum gab. Durch Dieters Ohrfeigen wurde sie wieder in die bunte Welt ihres Schlafzimmers gerissen. Dieter zwang sie aufzustehen, er schob sie ins Bad und duschte sie eiskalt ab. Er bereitete Kaffee und hielt sie für Stunden wach, so wurde Regine nicht noch einmal ins Krankenhaus eingeliefert.

Dieter blieb in der gemeinsamen Wohnung und Regine zog wieder zu ihren Eltern. Ihre Mutter wagte mit traurigem Gesicht zu ihrer Tochter zu sagen, »und ich dachte, Dieter wäre endlich der Richtige«. Regine machte eine abfällige Handbewegung und sperrte sich in ihr ehemaliges Kinderzimmer ein. Ihr Vater schlug ihr eine Umschulung, ihre Mutter die Anschaffung eines Hundes oder einer Katze vor. Regine hatte zu nichts Lust.

Fast ein ganzes Jahr vertrödelte Regine, zurückgekehrt ins elterliche Nest, ihre Lebenszeit. Sie war nun über Dreißig.

Ein paar Mal hatte sie den Ansatz unternommen, sich im Arbeitsamt in die Schlange der Wartenden einzureihen. Nach über einer Stunde bemerkte Regine, daß man eine Nummer ziehen mußte, sie zog die Nummer 56 und kam an jenem Vormittag nicht mehr an die Reihe. Während des Wartens kam sie mit Philip, der auf Roller-Blades in der Schlange stand, ins Gespräch. Der Neunzehnjährige brachte sie unentwegt zum Lachen. Sie fühlte sich gut und jung in der Gesellschaft des hübschen Pferdeschwanz-Jungen, dessen Motto lautete, »Spaß haben und die anderen zahlen lassen«.

Sie verabredeten sich. Philip platzte sogleich mit der Mitteilung heraus, »ich will mit dir schlafen«. Da beide bei ihren Eltern wohnten, waren sie von nun an damit beschäftigt, die Abwesenheit der Eltern zu nutzen. Regine machte im Bett neue Erfahrungen. Ihre früher passive, müde Art in sexuellen Dingen, entwickelte sich durch Philip fast zu einer Besessenheit, die sie nicht mehr missen wollte.

Bald schon fanden sie ihre Wohnsituation unerträglich und sie nahmen die nächstbeste Zwei-Zimmerwohnung, die sie finden konnten. Die

Wohnung war teuer. Da sie nicht arbeiteten und keinen Beruf erlernt hatten, waren sie auf Sozialhilfe, Wohngeld und Zuwendungen ihrer Eltern angewiesen, was auch ihr Recht war, da man sie ungefragt und ungewollt in diese Welt gesetzt hatte. Diese Verantwortungslosigkeit ihrem eigenen Leben gegenüber war ihr stärkstes Band, ansonsten hatten sie keine Gemeinsamkeiten, wie Regine bald merken sollte. Sie sah den Grund im Altersunterschied.

Philip schwirrte Tag und Nacht in der Stadt herum, er sagte, er studiere das Leben, flatterte unerwartet und immer gut gelaunt bei Regine, die meistens zu Hause saß, vorbei, sie machten Sex, und Philip rollte wieder davon.

Der ungeregelte Lebensrhythmus, das Nichtwissen woran sie war und keine Aufgabe zu haben – sie kochte nicht einmal – zermürbten Regine, und obendrein stellte sich Eifersucht ein. Philip erzählte nie, was er in der Stadt machte, mit wem er sich traf. Nur kleine, witzige Beobachtungen schmiß er Regine hin, und wenn sie nachfragte, wich er aus, sagte, »ich lebe einfach, laß mich dahin und dorthin treiben«, und darunter konnte sich Regine nichts vorstellen. In ihren langen Stunden zu Hause malte sie sich aus, wie Philip auf der Straße in seiner lockeren Art junge Mädchen ansprach, sich in Cafés einladen ließ, mit leichten Fingerkuppen hauchzart über entblößte Schenkel strich. Vielleicht hatten sie Sex im Park. Ihr wurde schlecht bei diesem Gedanken, trotzdem stellte sie sich in allen Details die Szene vor. Es tat Regine sehr weh.

Eines Tages war ihre Regel ausgeblieben. Schon seit Wochen fühlte sich Regine matt, sie hatte Durchfall, ihr ganzer Körper schmerzte, aber besonders in ihrer rechten Brust fühlte sie einen ziehenden Schmerz. Sie ging zu ihrer Mutter und sagte, »ich bin schwanger«. Die Mutter schüttelte lächelnd ihren Kopf und meinte, »solange du nicht beim Arzt warst und der Test gemacht wurde, kann man nicht sicher sein«. Regine war gekränkt, daß sich ihre Mutter nicht freute, sie war sicher, schwanger zu sein. Trotzdem ging sie zum Frauenarzt.

Nach zwei Tagen wußte sie bereits, daß sie nicht schwanger war, und nun begannen aufwendige Untersuchungen zur Auffindung einer Krankheit. Regine war wie ausgewechselt. Frühmorgens stellte sie sich den Wecker, wusch sich gründlich, zog sich hübsch an und absolvierte mit Eifer alle Arzt- und Labortermine.

Philip kam noch seltener nach Hause, in der Nacht blieb Regine allein im Bett. Als sie ihn einmal in der Wohnung antraf und ihm mitteilte, daß sie schwanger oder krank sei, meinte er gefühllos, das wäre das Letzte, was ihn anmachen würde. In dieser Nacht, als Philip wieder nicht nach Hause kam, nahm sie um drei Uhr früh fünf Schlaftabletten mit Wein. Sie wollte, daß ihre Tränen und dieser Schmerz in der Brust, der in den Arm ausstrahlte, aufhörten. Gegen Abend des folgenden Tages wachte sie ganz zerschlagen auf. Sie bemerkte sofort die Veränderung. Philips Sachen waren nicht mehr in der Wohnung, auf dem Tisch fand sie einen Zettel: »Ich will nicht, daß du mich mit deinen Problemen ansteckst, ich troll mich lieber. Verkaufe meine Stereo-Anlage und gib das Geld bei meinen Eltern ab.«

Regine war allein. Sie hatte jetzt ihre Krankheit, von der sie den Namen noch nicht wußte. Wenn sie ehrlich war, war sie froh, daß sie nicht schwanger war. Sie ging weiter zu ihren Arztterminen, war immer pünktlich, und es machte ihr nichts aus, wenn sie, oft über eine Stunde, warten mußte. Sie blätterte alle Zeitschriften durch.

Ein Arzt schüttelte sorgenvoll seinen Kopf und legte, während er ihren Laborstreifen studierte, seine haarige Hand auf ihren Arm und sagte, »das schaut nicht gut aus.«

Er überwies sie in das Große Klinikum, das auf der ehemaligen Schafweide vor den Toren der Stadt sich ausdehnte und ein Gral von Schätzen der teuersten und modernsten Medizin war.

Regine mußte noch früher aufstehen, um morgens pünktlich um acht Uhr im Großklinikum anzukommen, auf ihrem Überweisungsschein stand Onkologische Abteilung. Regine zuckte zusammen, als sie den Pförtner fragte, was das für eine Spezialabteilung sei. Im Wartezimmer der Sprechstunde machte sie die Erfahrung, daß die Menschen dort von ihrer Krebskrankheit erzählten, wie von einer heroischen Tat. Regine, die Neue, wurde sofort in die Gespräche miteingebunden, sie war aufgenommen in den Kreis der Bekämpfer des Todes, noch bevor sie ihre genaue Diagnose kannte.

Es war Krebs. Ein metastasierender Brusttumor, der, soweit er sich fassen ließ, mit dem Messer entfernt wurde. Die Operation war so schnell angesetzt worden, daß Regine gar keine Zeit zum Nachdenken blieb, und ihr überrumpeltes Herz signalisierte weder Angst noch Trauer. Sie wachte aus der Narkose auf und hatte ihre rechte Brust und ihre inneren weiblichen Organe für immer verloren.

Ihre Mutter befürchtete, daß ihre Tochter wieder einen Selbstmordversuch unternehmen könnte. Sie kam ins Krankenhaus und jammerte, »du bist doch noch so jung«, ihr Vater saß an ihrem Bett und schwieg, er hatte keine Worte. Ihre Ex-Männer besuchten sie nicht. Schon bald nach der Operation wurde Regine in eine Nachsorge-Krebsklinik verlegt. Sie lag idyllisch zwischen Berge eingebettet, Kühe und Apfelbäume standen vor den Fenstern.

Regines Eltern lösten inzwischen die Wohnung ihrer Tochter auf, warum sollten sie weiter unnötig Miete zahlen. Regine lebte von nun an abwechselnd in Krankenhäusern, Rehabilitationskliniken, alternativen Sanatorien, Kureinrichtungen. Sie schien dort gerne zu sein und war voll ausgelastet mit Anwendungen, Bücherlesen, Gesprächsgruppen.

Regine hatte in ihrer Krankheit endlich das gefunden, was sie, wie ein passender Beruf, ausfüllte, glücklich machte und weitertrieb, immer weiter, bis sie den Tod besiegt hätte.

Die Götter siegen, die Dämonen werden bezwungen

Das Blatt kann nur der Herbst abschütteln,
den Menschen jeder Augenblick.
Adalbert Stifter

Ich glaube, ich stehe still.« Das waren die einzigen Worte, die Jan vor seinem vermeintlichen Tod an seinen alten Jagdhund richtete. Gestern war er auf die Hütte gegangen. Mit einem Rucksack voller Lebensmittel und seinem alten Jagdhund an der Leine war er die vierhundert Höhenmeter aufgestiegen, die den Autoparkplatz von der Hütte trennten. Wie immer ging Jan langsam und stetig aufwärts, ruhig ein- und ausatmend, und wie immer kamen dabei seine unruhigen Gedanken zur Ruhe. Die Anspannung, die seine Arbeit als Ressortleiter in der großen Zeitung mit sich brachte, fiel von ihm ab. Mechanisch setzte er Schritt vor Schritt. Als erstes leerte sich sein Herz, danach sein Kopf, bis eine fast heilige Aufmerksamkeit für den Waldboden, die Bäume, den Himmel mit den Konturen der Bergspitzen ihn erfüllte. Eine warme Liebe stieg unvermittelt in ihm auf.

Beim Hinaustreten aus dem Wald nach einer halben Stunde Aufstieg, am Fuß der großen Almwiese, die im Sommer den Schafen gehörte, blieb Jan stehen. Sein Hund setzte sich neben ihn, reckte seine Nase steil nach oben und schnupperte mit wachen und verständigen Augen, als würde er jedes Atomteilchen in der Luft erriechen.

An dieser Stelle begrüßte Jan immer den Himmel, die Sonne, auch wenn sie nicht schien, und den Mond, der oft noch als bleiche Sichel im Westen hing. Da erst wurde er sich wieder der schönen Welt bewußt, die ihn außerhalb der Großstadt und außerhalb des Zeitungsgebäudes umgab.

Laut sagte er: »Die Götter siegen, die Dämonen werden bezwungen!«

Zum ersten Mal war er diesem Satz in einem Buch über den Himalaja begegnet, und seitdem begleitete ihn dieser Satz überallhin. An besonders schönen Plätzen, die geschützt und bewahrt werden mußten, kam er ihm wie von selbst über die Lippen.

Nach über einer Stunde Fußmarsch, als Jan seinen schweren Rucksack auf dem Tisch auf der umlaufenden Holzveranda absetzte und nach seinem Schlüssel in der Anoraktasche fingerte, überkam ihn Übelkeit und eine plötzliche Schwäche. Er zitterte innerlich. Gleichzeitig setzten Atmung und Herzschlag aus und ein elektrisierender Schmerz durchkreuzte seinen Brustkorb. Dann war es vorbei.

»Ich werde alt«, stellte Jan sachlich fest. Unwillkürlich mußte er lächeln, denn er war immer gesund gewesen und hatte seiner Ursula prophezeit, daß er mit seiner Konstitution hundertundein Jahre alt würde. Da hätte er noch sieben mal sieben Jahre zu leben.

Er überwand die Schwäche und sperrte die Hütte auf. Beim Eintreten freute er sich über den sonnenwarmen Holzduft, der ihn in dem Blockhaus empfing. Mit schnellen Schritten und Griffen ging er die üblichen Arbeiten an, alle Fenster öffnen, lüften, Betten und Decken über das Verandageländer legen, Wasser und Gasflasche aufdrehen. Danach machte er sich eine Kanne Tee und setzte sich auf die Holzveranda. Sein Blick verschmolz mit den Bergen. Die drei freien Tage, die er sich von der Arbeit in der Redaktion gestohlen hatte, wollte er genießen. Schauen, Schweigen, Wandern. Ursula hatte für seine Sehnsucht nach Alleinsein Verständnis gezeigt und war nicht mit auf die Hütte gekommen. Der alte Jagdhund legte sich unter die Bank und döste.

Von einer Sekunde auf die andere trat der furchtbare Schmerz in seinem Brustraum wieder auf, sein linker Arm und der Rücken brannten. Er bekam keine Luft. Wenn jemand Jan im normalen Alltag von diesen Symptomen berichtet hätte, hätte er auf der Stelle gewußt, daß dies Anzeichen eines Herzinfarktes waren. Nun war er selbst davon betroffen und erkannte die Anzeichen nicht. Leicht nach vorne gebeugt saß er unbeweglich da, die rechte Hand preßte er gegen die Herzgegend.

Der alte Jagdhund war aufgestanden und rieb seine Flanke an Jans Knie.

»Was kann das nur sein«, wunderte er sich und dachte an Naheliegendes, an Seitenstechen, Magenverstimmung, Zugluft.

Auch die zweite Schmerzwelle ebbte ab, sein Atem floß wieder ungehindert durch seine Luftwege. Jan wollte aufstehen, ein Aspirin nehmen und sich ins Bett legen, da stellte er fest, daß sein Körper ihm nicht mehr gehorchte. Wie ein gestrandetes Schiff saß er fest.

Ganz nüchtern überlegte Jan: »Ich bin ganz allein hier oben. Wanderer nehmen nie den nicht markierten Waldweg an der Hütte vorbei, sie bleiben auf dem Hauptpfad, von dem aus die Hütte nicht zu sehen ist.«

Von drei Seiten war die Hütte von dichtstehenden Tannen und Fichten umgeben, nur nach Süden war der Blick freigegeben ins Tal und weiter auf die grünen Hügelketten des nächsten Tales und so immer weiter ging der Blick bis er in der verschleierten blassgrauen Ferne des Horizontes an die ewigen Schneeriesen stieß. Jan war immer der Meinung gewesen, daß die Hütte einen Ausblick wie auf dem Dach der Welt, dem Sitz der Götter, hätte.

»Vielleicht kommt von dort die Hilfe?«, durchfuhr es Jan.

GOTT? Die Menschen waren weit weg und er dem Himmel hier so nah. Aber vor dem Namen GOTTES hatte er einen zu großen Respekt, um ihn jetzt anrufen zu können und seit seiner Kindheit hatte er nicht mehr gebetet. Trotzdem war sein Leben und Denken unbewußt von diesem letzten, nicht zu denkenden Ursprung und Ziel in uns gespeist worden. Oft wurde er, wegen seiner positiven Einstellung, in der Redaktion niederdiskutiert, aber er merkte auch, daß er für einige Menschen ein Halt war.

»Die Götter siegen, die Dämonen werden bezwungen!«, dachte Jan.

Ja, das konnte er sagen und er begann den Satz wie eine Litanei in seinem Innern zu rollen. Nach einiger Zeit verselbständigte sich der Satz, breitete sich in seinem Körper aus, besetzte jede Zelle, und gab ihm Kraft. Plötzlich konnte er aufstehen. Er griff sich eine Decke und legte sich im Kachelofenraum auf das Sofa. Der alte Jagdhund trottete hinterdrein. Er plazierte sich so am Boden, daß er in die Augen von Jan blicken konnte. Sie schauten sich an.

»Was ist das Geheimnis deines Lebens?«, fragte er nur in Gedanken seinen alten Hund.

»Ich bin, was ich bin«, antworteten ihm die bernsteinfarbenen Hundeaugen.

»Dann mußt du am Ziel sein!«

Da kam Jan die Idee, den Hund ins Tal um Hilfe zu schicken.

»Such verwundt!«, befahl er ihm.

Fast vorwurfsvoll schaute der alte Jagdhund drein.

»Apport, apport!«

Nun legte er seinen Kopf schief, wedelte mit dem Schwanz und gähnte freudig. Er rührte sich aber nicht von der Stelle. Umsonst hatte Jan alle Kraft in die Befehle gelegt, erschöpft starrte er in die guten Augen des Hundes, der ihm zu verstehen gab, daß sein Platz neben ihm sei.

Ab der nächsten Attacke wurde er in die Dunkelheit des Schmerzes getaucht.

»Oh Gott!«, entfuhr es Jan, und dann flüsterte er noch:

»Ich glaube, ich stehe still, jetzt habe ich Zeit.«

Er empfand alles als Gegenwart, den Schmerz, die Dunkelheit, das Gestern, das Morgen, seine Liebe zu Ursula, die Bergwelt, die Hütte, sein ganzes Leben. Jan hatte keine Angst, daß sein Leben zu Ende sein könnte, er fühlte sich in etwas geborgen, das immer schon da war und immer da sein würde.

Der Satz ›Die Götter siegen, die Dämonen werden bezwungen‹ glühte immer noch in ihm. Er fühlte sich ganz davon durchdrungen und wußte mit Sicherheit, so würde es geschehen.

Die portugiesische Eröffnung

Den wenigsten wird ein Tod ohne Sterben zuteil. Wir sterben von dem Augenblick an, in welchem wir geboren werden, aber wir sagen erst, wir sterben, wenn wir am Ende dieses Prozesses angekommen sind, und manchmal zieht sich dieses Ende noch eine fürchterlich lange Zeit hinaus. Wir bezeichnen als Sterben die Endphase unseres lebenslänglichen Sterbeprozesses.

Thomas Bernhard

Sie war Anfang Fünfzig, eine vitale Frau mit tiefer, schöner Stimme und hennagefärbten kurzen Haaren. Isolde K. hatte Lungenkrebs und eine Operation, in der ihr der linke Lungenflügel entfernt worden war, hinter sich und befand sich nun für vier Wochen in einer Nachsorgeeinrichtung in den Bergen. Von dort rief sie mich an.

Wie kam sie auf mich – wir kannten uns nur flüchtig –, vielleicht lag die Lösung darin, weil ich in der Nähe der Krebsklinik wohnte? Ihr Name stand nicht einmal in meinem Adressenbüchlein; sie wußte sich die meine zu verschaffen. Gleich beim ersten Telefonanruf überschüttete sie mich mit ihrem Leid. Von Mal zu Mal erzählte sie mehr:

Vom Leid ihrer Geburt, ihrer Eltern, vom Freitod des Vaters, ihrem grauenhaften Weg durch klösterliche Kinderheime, sie erzählte mir vom Leiden an ihrer kalten Mutter und den herzlosen Geschwistern, den falschen Ehemännern und vom Leid mit ihrer Tochter, die nichts von ihr wissen wollte, nicht einmal jetzt. Sie redete mich schwindlig mit all ihrem Leid, dessen Spitze der Lungenkrebs war, der sie nun strangulierte.

Natürlich konnte ich sie nicht leiden lassen.

Ich überschüttete sie mit großen Portionen von Hoffnung, Gottvertrauen, Heiterkeit und meinem Glauben an die Liebe. Doch Isolde K. schaukelte führungslos wie in einer Nußschale über unser Lebensmeer. Auf und ab, willenlos tanzend im Wellental und auf dem Wellenkamm, nach oben geschleudert, nach unten getaucht. Wenn sie oben war, stürzte sie sich ins Großstadt-Kulturgewühle, wenn sie im finsteren Wellental saß, rief sie mich an. Meistens nachts, weit nach Mitternacht.

»Stör ich, hast du schon geschlafen?«

Sie machte sich keine Gedanken über mein mühevolles Arbeitsleben, sie hörte nicht hin, wenn ich ihr sagte, nach den Anstrengungen des Tages bräuchte ich die Nacht zum Schlafen und Regenerieren. Sie war eine unheilbar Kranke und stahl sich nachts von meiner Lebenskraft.

Sie blieb mir eine Fremde. Da saß ich also zweimal in der Woche mitten in der Nacht im Wohnzimmer auf dem Fußboden, lehnte mich müde an die Wand, hatte mich in eine Decke eingeschlungen und versuchte, mich in die Ängste und trostlosen Vergangenheitsbilder hineinzuversetzen, die bei Isolde immer nachts wie die Raubtiere aus den Höhlen schlichen. Dabei spürte ich die Gewalt, die von ihr selbst ausging, eine martialische Kraft, die sich gegen sie stemmte und bäumte, sie balgte und würgte.

»... du mußt dich lieben, nicht dir die Kehle zudrücken...« Ich zwängte meine Worte in ihre kurzen Pausen.

Dann kam die Nacht, in der sie beschloß, ihrem Leben ein Ende zu machen. Sie rief mich an. Nach Portugal, an die Algarve sollte ich mit ihr reisen, dort wollte sie sterben, eröffnete sie mir. Denn dort hatte sie sich einmal, das einzige Mal in ihrem Leben, gut gefühlt. Die sanfte Landschaft, die heiteren Menschen, die weiche Sprache hatten sie umschmeichelt und selbst sanft gestimmt. Zwei Monate war sie dort gewesen, allein, und kein einziges Mal war ihr der bittergallige Geschmack ihres Lebens aufgestoßen.

Dorthin sollte ich mit ihr fahren. Sie arrangiere alles, sagte sie, für sich einen Hinflug, für mich einen Rückflug, für sich hundert Valiumtabletten, die sie innerhalb eines Jahres gebunkert hatte, für mich einen vorbereiteten Abschiedsbrief, der den Behörden oder wer immer sich für ihren Tod interessierte, ihre Selbsttötung erklären sollte.

»Und was soll ich dabei?«

Von mir erwartete sie eine Sterbebegleitung.

»Aber das ist doch eine Selbstmordbegleitung!«

Sterben sei Sterben, auf jede Art und Weise,

und diesen Liebesdienst müsse ich ihr erfüllen, sie hätte niemand.

Natürlich rührte sie mich, natürlich versuchte ich ihr den Freitod auszureden. Aber sie hatte die besseren Argumente:

»Ich sterbe sowieso bald, ich werde keinen guten Tod haben, sagen die Ärzte, ich werde langsam und qualvoll ersticken, und du willst mir nicht helfen, dies zu verhindern?«

Wir machten es so, wie sie es wollte. Anfang Februar flogen wir ab. Während des Flugs drückte sie unablässig meine Hand. Isolde war schweißgebadet und hustete in einem fort, so daß sich die Mitreisenden empört nach ihr umdrehten und den Kopf schüttelten.

»Siehst du, wie die lieben Mitmenschen auf mich reagieren, und mein Zustand wird noch schlimmer!«, krächzte sie, atemlos schon nach wenigen Worten.

Wir landeten in Faro, sie kannte sich aus. Wir nahmen ein Taxi und fuhren über Land nach Westen zum Dorf A., zum Haus auf der Klippe, wo sie damals in glücklichen Tagen gewohnt und auch dieses Mal zwei Zimmer für uns reserviert hatte. Das Haus, in nordafrikanischer Bauweise wie ein Kubus gebaut, leuchtete weithin in seinem sauberen Weiß, das je nach Lichteinfall, nach Güte oder Dämonie des Lichts, sanft, grell oder gespenstisch wirkte.

Die Zimmer, die wir bezogen, waren einfach und karg möbliert, die Wände weiß ohne eine farbige Unterbrechung durch Bilder. Ich empfand sie unserem Aufenthalt angemessen. Außer uns wohnte niemand im Haus auf der Klippe, was Anfang Februar sicher nicht verwunderte. Die Ansiedlung der weißen Würfelhäuser, die eigens für die Fremden gebaut worden war, würde sich erst ab Ostern füllen.

Bei unserer Ankunft im Dorf hatte Isolde das Taxi vor einem Haus an der Praça halten lassen und dort den Hausschlüssel in Empfang genommen. Ich fragte sie, ob ich »danach« den Schlüssel hier wieder abgeben sollte. Ihre Augen zitterten nervös, als sie mir unwirsch antwortete, das sei ihr ziemlich egal, was »danach« passierte. Sich abwendend fügte sie leise hinzu, sie wolle auch nicht gefunden und begraben werden, ihr kranker Körper solle für immer verschwunden bleiben. Ich antwortete ihr ehrlich, daß sie die Naturgesetze nicht beeinflussen könne, es sei wahrscheinlich, daß ihr Körper irgendwann und irgendwo an Land gespült und dann beerdigt würde.

Wir hatten nicht viel Gepäck dabei, jeder eine kleine Reisetasche. Ich packte meine Sachen nicht aus, nur den Kosmetikbeutel stellte ich aufs Waschbecken. Wir waren an unserem Ziel angekommen, wie sollte es weitergehen? Ich schlug vor, ins nahegelegene Dorf zu gehen und ein paar Lebensmittel und Gemüse und Wein einzukaufen. Isolde war einverstanden und wollte sich solange ausruhen. Sie hustete nun immer heftiger, in kurzen Abständen kamen die Anfälle. Mit verzweifelten Augen schnappte sie nach derselben Luft, die ich ohne Schmerzen und in ausreichendem Maß einsog. Ich streichelte ihr über die nasse Stirn und den Kopf, sie legte sich aufs Bett und ich sagte, ich würde bald zurückkommen.

Da ich die Landessprache sprach, war es für mich einfach, Kontakt mit den Einheimischen aufzunehmen. Ich vertrödelte mich beim Einkaufen, trank in der Bar noch einen Espresso, ließ mir vom offenen Olivenöl und Rotwein abfüllen und beantwortete bereitwillig neugierige Fragen. Es hatte sich schon herumgesprochen, daß zwei nicht mehr ganz junge Touristinnen im Haus auf der Klippe eingetroffen waren. Doch nun verwandelte ich mich in ihren Augen zu einer »compatriota« aus Brasilien, wo ich die meiste Zeit meines Lebens gelebt hatte, wie ich den Leuten erzählte. Über den Grund unseres Aufenthaltes im Dorf schwieg ich.

Mit zwei vollen Taschen kam ich zurück ins weiße Würfelhaus. Beim Auspacken und Einordnen der Einkäufe in der kleinen Küche machte ich mir Gedanken über unseren weiteren Aufenthalt. Sollte ich die Führung übernehmen und jeden Tag verplanen? Isolde erschien in der Küche. Ich reichte ihr ein Glas Rotwein und breitete auf dem Küchentisch aus, was ich heute und morgen kochen würde. Ich sah sie an und wußte, daß sie dachte, meine Planungen seien für sie nicht mehr nötig, nicht mehr wichtig. Trotzdem wollte ich versuchen, Isolde durch einen regelmäßigen Tagesablauf am Leben interessiert zu halten, wollte sie von Essen zu Essen locken, solange, bis ihr natürliches Ende eintreten würde. Instinktiv durchschaute sie mein Tun, die Verlockungen des Alltags.

»Ich schlucke heute noch meine Tabletten und lasse mich von der Klippe fallen«, sagte sie entschlossen. »Hör auf, mich retten zu wollen!«

Der Satz traf mich tief. Leise und verschämt fügte sie hinzu:

»Sei mir der liebe, nahe Mensch, den ich nie gehabt habe.«

Ich nahm sie in meine Arme und wiegte ihren Oberkörper. Dann setzten wir uns in ihr Zimmer, tranken den Wein, sie lehnte mit einer Schulter an mir. Immer wieder schleuderten heftige Hustenanfälle ihren Oberkörper nach vorne. Sie drohte zu ersticken.

Es war Zeit, mich von ihr zu verabschieden und für sie zu beten. Still, in meinem Herzen machte ich das. Isolde war Atheistin, wie sie mir vor kurzem dargelegt hatte; ich wollte sie so kurz vor ihrem selbst bestimmten Tod nicht mit meiner Gläubigkeit provozieren. Sie würde selbst, so dachte ich, in ihrem Tod erleben, daß es nichts gab, das nicht aus Gottes innerem Schöpfungslicht kam. Dahin ging sie zurück. Ich mußte ihr das nicht sagen, sie würde es selbst erleben.

Isolde stand auf, nahm eine Weinflasche und ein vorbereitetes Säckchen in die Hand und sagte:

»Komm, gehen wir.«

Sie kannte sich aus, hatte genau die Stelle im

Kopf, an der sie vornüber ins Meer stürzen wollte. Wir setzten uns auf lauwarme, sandgelbe Felsen. Ohne sich und mir Zeit zu lassen, öffnete Isolde das Säckchen, griff hinein, schüttete eine Handvoll Tabletten in den Mund und spülte mit vielen Schlucken aus der Weinflasche nach. Diese Prozedur wiederholte sie sieben Mal. Ich schaute ihr dabei zu und innerlich betete ich das Vaterunser, das schönste Gebet, das ich kenne.

Isolde K. war nicht dumm, sie kalkulierte die schnelle Wirkung des Valiums in Kombination mit dem Alkohol, noch dazu in ihrem kranken Körper, ein. Sie beeilte sich mit dem Tablettenschlucken. Unmittelbar danach stand sie auf, sagte mit schon undeutlicher Aussprache zu mir:

»Danke, daß du dabeigewesen bist.«

Ihr wadenlanges Batistkleid blähte sich nach hinten auf. Sie sprang nicht. Ihr Körper sackte plötzlich zusammen, kippte zur Seite und rollte zeitlupenartig über den Felsabhang hinab ins dunkle Meer.

Ich hätte sie retten können.

Ich wendete mich ab, mein Blick suchte den Himmel. Ich sah einen blassen frühen Stern in der Dämmerung funkeln, die Venus. Die Tageszeit schwebte zwischen Ost und West, zwischen Sonne und Mond, als Isoldes Seele hoffentlich in den ewigen Frieden des Himmels, an den sie zu Lebzeiten nicht geglaubt hatte, einging. Leise schickte ich ihrer Seele die Worte nach:

»Seele geh heim in Frieden, kehr heim zu Gott.«

Ich spürte plötzlich, wie von einem Atemzug zum nächsten, die Kraft aus meinem Körper wich, ja herausgesogen wurde, aus Armen, Beinen, Herz und Kopf. Ich setzte mich mit angezogenen Knien und darumgeschlungenen Armen, so wie die alten Indianer ihre Toten in Hockstellung beerdigt hatten, auf die sandige Erde. Ich spürte die Erde, die Sandkörner, den Fels, die Meeresbrise, nur mich selbst fühlte ich nicht mehr. Ich wagte nicht, über den Abhang ins Meer zu schauen, ich starrte in den von Möwen bevölkerten Abendhimmel, meine Augen fanden den blassen Stern.

So war das Ende des Lebens von Isolde K., deren letztes Lebensjahr ich miterlebt hatte und die in meinem Beisein sterben wollte. Als die Dunkelheit kam, die warme Sanftheit der südlichen Nacht anbrach, ging ich ins Dorf und machte in der Bar meine Meldung. Dabei schoß mir durch den Kopf, daß mich Isolde vielleicht aus dem Grund als Begleiterin auserkoren hatte, weil ich die Landessprache beherrschte. Ich würde wissen, wie ich mit den Behörden zu verhandeln hätte.

»Was ich aussagte, was die Polizei protokollierte, kennen Sie, es liegt dem Gericht in Übersetzung vor«, schloß ich meinen Bericht.

Hinter dem Richtertisch hing an der Wand ein einsames Holzkreuz. An dessen Balken hatten meine Augen während des Erzählens geruht. Nun ließ ich meinen Blick los und schaute die Männer vor mir an.

»Die Angeklagte kann sich setzen.«

Der Richter und seine beiden Beisitzer nickten mir mit ausdruckslosen Gesichtern zu. Ich setzte mich. Schon nach kurzer Beratung brachen sie den Stab über mir, sie verurteilten mich wegen unterlassener Hilfeleistung zu sechs Monaten auf Bewährung.

»Die Angeklagte hat das letzte Wort«, sagte abschließend der Richter.

»Ich nehme das Urteil auf Bewährung an und wünsche denen, die über mich urteilen, daß sie sich niemals in der Situation, in die ich unfreiwillig geraten war, menschlich bewähren müssen.«

Sollte ich das als mein letztes Wort sagen? Ich blickte den Richter an. Über dem abgeschabten Schwarz seines Talars zitterte ein schweres Kinn, seine Augen sahen glasig über meinen Kopf hinweg und in seiner Stimme schwang und hallte Kälte, Gerechtigkeit und Biedersinn. Ich verzichtete auf ein letztes Wort.

Die Umarmung

Was die Mauser für die Vögel ist, das sind Unglück und schwierige Zeiten für uns Menschen. Man kann in dieser Mauserzeit verharren, man kann auch wie neugeboren daraus hervorgehen.
Vincent van Gogh

Mir war etwas passiert, das mein Herz lähmte, mich nicht durchatmen und denken ließ, das mich bis zur Bewegungslosigkeit verwirrte und mein bisheriges normales Leben zum Stillstand brachte.

Mir war der Tod passiert.

Der Tod – auch das ewige Leben genannt – ich konnte ihn nicht fassen. Der Gedanke an die Endgültigkeit vernebelte mir mein Gehirn. Ich saß unbeweglich und scheinbar unbewegt in einem Zimmer eines Hauses, wie abgeschnitten von der Zeit, als das Zimmer noch unser Zimmer in unserem Haus war. Ich begriff die Veränderung nicht, ich dachte und dachte darüber nach, fand aber nicht den Schnittpunkt, an dem die Weichen verstellt wurden. Immer wieder fing ich mit der Suche von vorne an. Ich saß im Zimmer, unbeweglich und scheinbar unbewegt, das Leben um mich floß weiter, doch ich wollte verharren wie ein Fels.

Dann passierte mir die Nacht der Umarmung.

Die Umarmung, auch der kleine Tod genannt, brachte mich wieder in mein Leben zurück.

Der Moment, in dem mir damals alles aus den Händen glitt, war, als das Telephon am neunzehnten Mai mittags kurz vor zwölf Uhr läutete.

»Frau Christiani?«

Ich hörte eine Männerstimme, feierlich und distanziert. Augenblicklich überkam mich eine Gänsehaut und ich wußte, daß mich gleich etwas Schlimmes treffen würde.

»Ja, hier spricht Frau Christiani.«

»Hier ist die Universitätsklinik Bonn. Wir müssen Ihnen leider mitteilen, daß Ihr Mann soeben einem Herzinfarkt erlegen ist. Er brach an seinem Schreibtisch im Büro zusammen, der Notarztwagen brachte ihn noch zu uns, wir konnten ihm nicht mehr helfen. Herzliches Beileid.«

Das war der erwartete Schlag, jedes Wort ein Treffer. Gleichzeitig hatte ich die Empfindung, als hätte ich nur gelebt, um diesen Schlag zu empfangen. Für diesen Tag, diese Stunde bin ich geboren worden, und damit war alles vorüber.

Der Sarg kam am nächsten Tag in unserer Stadt an. Ich ließ ihn nicht öffnen, ich ging weder in die Leichenhalle noch in das Beerdigungsinstitut. Alles regelte ich telephonisch und brieflich von diesem Zimmer aus, in dem ich jetzt sitze und schreibe. An die Beerdigung kann ich mich nicht erinnern. Sie fand statt, ich kann das Datum auf der Traueranzeige nachlesen. Auch erinnere ich mich nicht an Cordula, unser Kind, ob wir zusammen sprachen, ob wir zusammen weinten. Wie betäubt lebte ich, nur in meinem Kopf hämmerten Stimmen: Warum bist du nicht mit ihm nach Bonn gegangen, warum hast du dich nicht um ihn gekümmert, du hast ihn allein gelassen, du hast versagt, du hast ihn sterben lassen, du hast, du hast!

In Gedanken machte ich die letzten Monate ungeschehen. Ich sah mich, den Umzug nach Bonn, wo Wolfgang seine neue Stelle antreten sollte, vorbereiten, ein geeignetes Haus aussuchen, sah uns alle zusammen in dieses Haus einziehen, sah mich mit Wolfgang die Abende verbringen, spürte seine Vitalität.

Doch es war nicht so. Wolfgang ging allein nach Bonn, suchte sich selbst ein kleines, möbliertes Appartement und verbrachte seine Abende allein in der fremden Stadt. Freitag kam er zu uns, am Montag fuhr er wieder fort. Wir hatten gemeinsam diese Lösung beschlossen, um Cordula keinem Schulwechsel aussetzen zu müssen, sie hatte nur noch zwei Jahre bis zu ihrem Abitur.

Da wußten wir nicht, daß Wolfgang nur noch sieben Monate zu leben hatte.

Eine Woche verharrte ich in diesem Zustand aus Betäubung und Selbstanklage, dann faßte ich einen Entschluß. Ich hinterließ Cordula, die in der

Schule war, eine kurze Notiz, packte meine Reisetasche und floh zum Bahnhof. Mit dem nächsten Intercity fuhr ich nach Bonn. Die ganze Fahrt über starrte ich blicklos aus dem Fenster auf die stetig vorbeigleitende Landschaft, und es war wohltuend mitzugleiten, mich sanft versetzt zu fühlen. Am Nachmittag kam ich in Bonn an. Es herrschte ein helles, diffuses Licht, wie durch milchige Scheiben gebrochen. Ich telephonierte sofort mit Wolfgangs Büro – die Sekretärin war ein wenig erschrocken, mich am Apparat zu haben – und verabredete mich für den Abend mit Dr. Bauer, einem Kollegen, von dem mir Wolfgang erzählt hatte.

Die nächsten Stunden beabsichtigte ich am Rhein und in den Rheinauen spazieren zu gehen, doch plötzlich hatte ich den Wunsch, Wolfgang nahe zu sein. Ich nahm ein Taxi und ließ mich in die Nähe von Wolfgangs Appartement fahren. Langsam ging ich die Straße entlang bis ich vor dem Haus stand. Die Haustür war versperrt, an der Klingel kein Name mehr. Ich legte meine Stirn an das lackierte Holz der Tür und lauschte, ein feines Summen und Zittern übertrug sich auf mich. Ich war mir der Absonderlichkeit meiner Haltung bewußt, brachte es aber nicht fertig, mich von der Tür zu trennen. Endlich löste ich mich und ging weiter. Über der Straße sah ich ein Schreibwarengeschäft, ich ging hinein, da ich mir sicher war, daß Wolfgang hier jeden Morgen seine Zeitungen gekauft hatte. Im Laden lächelte ich der Verkäuferin ins Gesicht, entschuldigte mich und verließ wieder den Laden. Überall suchte ich Wolfgang, an jeder Hausmauer, jedem Baum, an einem Menschen könnte noch Wolfgangs Blick haften. Das zu wissen, tat mir gut.

Dann war es Zeit, zum verabredeten Café ins Zentrum zu fahren. Als ich aus dem Taxi stieg, trat ein Mann zu mir.

»Frau Christiani?«

»Herr Bauer?«

Wir gaben uns die Hand und der Mann schlug vor, zu ihm nach Hause zu gehen.

Was dann folgte, der gemeinsame Abend, die Nacht, hat in mir den Schmerz und die Freude zusammengebracht. Ich erinnere mich nicht mehr an unsere Gespräche, an unser gemeinsames Essen. Ich sah und fühlte nur Wolfgang in dem Mann, der mir gegenübersaß. Das erregte mich, bis der Schmerz kam und wie eine Welle über mir zusammenschlug. Ich streckte meine Hand nach Hilfe aus. Der Mann kam auf mich zu, er war wie eine dunkle, warme Erinnerung. Ich befreite mich aus meinen Kleidern und merkte, wie sehr sie mir der letzte Halt gewesen waren. Nun war ich nackt und der andere Mann fing mich auf. Es waren gemeinsam gewebte Stoffe, die wir um uns schlangen, uns zusammen immer tiefer und dichter einhüllten, bis wir die Besinnung und die lenkende Zeit verloren. Wir waren Wolfgang sehr nah.

Als die Vögel in der Morgendämmerung mit ihrem scharfen Zwitschern begannen, da hatte mich die Zeit besiegt. Leise stand ich auf, legte die Kleider wieder an und verließ die Wohnung. Die Nacht verlor sich in der Leere eines tagenden Horizontes, nichts war mehr, nur ich verblieb in meinem Leben.

Der slowenische Schäfer

Der Tod – ein stiller dienstbarer Genius, der der erschöpften Pilgerin Seele den Arm bietet über den Graben der Zeit, das Feenschloß der ewigen Herrlichkeit aufschließt, freundlich nickt und verschwindet.
Friedrich Schiller

Ich war fünfzehn Jahre alt und die Pubertät machte mich unsicher und hochnäsig.

Mein Vater lebte zu dieser Zeit aus beruflichen Gründen in Portugal, im Sommer bewohnte er in Estoril eine Suite im Hotel Paris und im Winter in Lissabon im Hotel Tivoli. Ich war fünfzehn Jahre alt und verbrachte den Sommer bei ihm. Alles schmeichelte mir dort und verwirrte mich gleichzeitig. Die Palmen von Estoril, der sanfte Seewind, die dunklen Kirschaugen der Männer, das lispelnde Schäumen ihrer Sprache, das Essen, das sich leicht und ölig in meinen Magen schmiegte, und das unermeßliche Meer mit dem ewigen Horizont.

Das Leben machte mir Angst.

Ich sagte meinem Vater nichts davon. Am frühen Nachmittag nahm er sich frei, entweder gingen wir zum Baden an den Strand oder wir fuhren mit dem Zug nach Lissabon oder machten mit dem Auto Ausflüge nach Fatima, Coimbra,

Sintra. Am liebsten saßen wir nebeneinander auf den warmen Steinen der Mole und schauten den Fischern zu. Sie hantierten schweigend, langsam und bedächtig mit Schnüren, Haken und Ködern, warfen die Schnüre von der hohen Mole weit in den Atlantik hinaus und zogen sie mit flink zwirbelnden Fingern wieder hoch. Die hellsilbernen Fische schmissen sie in einen Korb.

Wir saßen, die Sonne wanderte. Als sie bei der Festung von Cascais angekommen war, nahmen die Fischer ihre Körbe, luden sie auf ihre Motorroller und knatterten nach Hause. Ich döste in der Sonne, schaute aufs Meer und weiter in den Horizont und dachte daran, wie sicher das Leben dieser Fischer war. Sie hatten eine Aufgabe, ein Heim, Frau und Kinder. Ihr Leben war wirklich, fest und begrenzt.

Was sollte aus mir werden?

Da schaute mich mein Vater an, stand plötzlich auf, legte seine Hornbrille auf den Stein und sprang kopfüber von der zehn Meter hohen Mole ins Wasser. Ich war verblüfft. Ich hielt den Atem an, bis ich seinen Kopf und Oberkörper aus dem Meer herausschnellen sah. Er winkte lachend zu mir hoch. Nein, er winkte mich zu sich! Ich sollte da hinunterspringen?

Auf der Mole standen die Menschen redend beisammen oder schlenderten herum. Sie hatten, als mein Vater durch die Luft flog, ein bewundernd ängstliches ›Aiiii‹ ausgestoßen und in die Hände geklatscht. Nun schauten sie mich an. Die Augen von drei jungen Männern glitten über meinen fuchsroten Pferdeschwanz, über meinen Sommersprossenkörper, der von einem schwarzen Einteiler nachgezeichnet wurde, und blieben an meinen Zehen hängen. Ich krampfte und krallte meine Zehen um den letzten Molenstein.

»Angst?«, fragte einer der drei.

Mein Vater trat immer noch im Wasser auf der Stelle und schwenkte einen Arm in der Luft. Ich konnte hier nicht länger stehen bleiben, entweder mußte ich springen oder fortgehen.

Das Leben machte mir Angst. Gab es eine Steigerung von Angst? Wartete da unten nicht mein Vater auf mich? Ich mußte ihm nur folgen, auch wenn es kühn war. Langsam breitete ich meine Arme aus, ging kurz in die Knie und stieß mich ab. Ich spürte den lauwarmen Flugwind in meinem Gesicht und ich hatte das Gefühl, gar nicht zu fallen, eher wie ein Vogel in der Luft zu stehen. Meine Arme führte ich nicht nach vorne, ich ließ sie weit geöffnet, wie in einer Umarmung mit dem unermeßlichen Meer und Horizont.

Noch nie hatte ich mich so leicht und frei gefühlt.

Dann kam der plötzliche Zusammenprall mit dem Atlantik. Das harte Einstoßen ging über in ein geschmeidiges Tauchen bis zum dunkelsten Punkt der Umkehr, und ich schoß hinauf zur immer heller werdenden Wasseroberfläche. Und als ich meine Augen öffnete, war mein Vater neben mir und schaute mich liebevoll an. Da wußte ich, mein Vater ist wirklich, sicher und immer greifbar.

Meine Angst vor dem kommenden Leben und damit auch die Unsicherheit und Hochnäsigkeit meiner Pubertät waren verflogen.

Genau dreißig Jahre später kauerte ich mit einem gebrochenen Knöchel in einer kleinen, kreisrunden Schlucht und erinnerte mich an meinen Vater damals in Portugal, an mein Vertrauen und meinen Sprung von der Mole. Das gab mir die Hoffnung, aus meiner unheilvollen Lage befreit zu werden.

Eigentlich war meine Lage katastrophal.

Ich befand mich in einem lochartigen Kessel, über zwei Meter tief, umgeben von steilen, grasüberwachsenen Hängen, oben verwehrten Büsche und wuchernde Vegetation den freien Blick auf mich im Abgrund. Noch dazu war mein Gefängnis in der einsamen Höhe eines slowenischen Hochtales, mein Auto stand ungefähr eine Stunde Fußmarsch entfernt und überdies schien die Gegend sehr dünn besiedelt zu sein. Mein Hotel in Cividale, von dem aus ich zu diesem Ausflug aufgebrochen war, lag in weiter, weiter Ferne. Außer einer Regenhaut, die ich mir um die Taille gebunden hatte, hatte ich nichts auf die Wanderung mitgenommen. Die Landschaft durch die ich fuhr, war so schön, so einsam, so wild, sie lud mich zum Verweilen ein!

Das einzig positive an meiner Lage war, ich war nicht allein, an mich schmiegte sich ein zottiges Schaf!

Wenn dieses Schaf nicht so herzzerreißend in

der Einsamkeit geblökt hätte, wäre ich nicht, auf der Suche nach ihm, in die Schlucht gefallen und mein Knöchel heil. Aber vor mir war dieses unglückselige Schaf in das Loch gestürzt. Es mußte ein junges, unerfahrenes, neugieriges und gefräßiges Schaf sein, wie sonst kam es hierher. Und ich selbst schalt mich ein neugieriges, dummes, mitleidiges Weib mit einem Helfersyndrom!

Als ich zum Schaf vom Himmel fiel, stob es in Panik davon, zwei ausweglose Sätze, dann war es am steilen Hang angekommen, den wir beide nicht hinaufklettern konnten. Ich saß im Gras und wußte sofort, daß mein rechter Knöchel gebrochen war. Ein stechender und tobender Schmerz dehnte sich aus und der Fuß schwoll stark an.

Nach kurzer Zeit beruhigte sich das aufgebrachte Schaf, näherte sich mir mit gesenktem Kopf und legte sich vertrauensvoll an meine Seite, ohne daß ich es dazu aufgefordert hätte. Ein beißender, unangenehmer Tiergeruch stieg mir in die Nase, aber es war tröstlich, einen so kompakten, warmen und pulsierenden Körper an meiner Seite zu haben.

Die erste Stunde vergeudete ich mit unnötigem Geschrei. Aus meinem Loch heraus ließ ich in deutscher und italienischer Sprache Hilfeschreie erklingen.

Hiiil – feeee! Aiiii – uuu – toooo!

Ich hörte dann mit dem hilflosen Geschrei auf, wer außer mir hielt sich in dieser Einsamkeit auf, und drangen meine Rufe überhaupt aus dem Loch?

Eigenartig war, daß ich nicht an das Schlimmste, den Tod, dachte und in keine Panik verfiel. Vielleicht rettete mich der warme Körper des Schafes davor. Ich saß ganz ruhig und wartete.

Am Ausschnitt des Himmels über mir gingen große Veränderungen vor. Ein Wind mußte aufgekommen sein, er fing an, die gemächlichen Schäfchenwolken über den blauen Himmel zu hetzen, bis sie sich erschöpft davontrollten. Danach rückte von einer Seite eine gewaltige Wolkenarmada an, hoch und dunkel wie das hiesige Gebirge, die Julianischen Alpen.

Ich wußte nicht, wie lange ich so ohne zu denken in den sich verändernden und verfärbenden Himmel geschaut hatte, da fühlte ich mich plötzlich erhoben und entrückt, eins gemacht mit dem Himmel, der Luft, dem Grün, ja mit allem was mich umgab. In diesem Zustand wäre ich am liebsten für immer geblieben, aber ein Donnergrollen brachte mich wieder zurück auf den Boden der Schlucht. Der Himmel war dunkel geworden.

»Mit meiner Regenhaut und dem Schutz des Schafes werde ich das Gewitter und die Nacht schon überstehen«, dachte ich zuversichtlich.

Da kullerten und fielen von oben ein paar Steinchen herab und ich hörte das Knacken und Rascheln von Zweigen. Ich schaute nach oben.

Ein Gesicht wie Gottvater aus einem Bild von Michelangelo, sah mich an.

»Jetzt aber schnell, bevor das Gewitter kommt«, sagte der alte Mann lächelnd auf Deutsch mit slowenischem Akzent.

Ein großer Hund, der wie ein Schaf aussah und ebenso zottig war, bellte freudig. Der Alte ließ eine lange Leiter herab und kam zu mir. Ich deutete auf meinen Knöchel.

»Gebrochen«, erklärte ich.

»Das haben Sie für mein Schaf riskiert?« Er schüttelte mir feierlich die Hand.

Donato, so stellte er sich vor, hatte scharfe und gute Augen, er ist Schäfer, irgendwo hier in der Einsamkeit. Er packte sein Schaf, legte es sich um die Schultern, sprach zu ihm und gab beruhigende Zischlaute von sich. So stieg er die hölzerne Leiter nach oben. Ich folgte den beiden mit vor Schmerz zusammengepreßten Lippen. Oben ließ der alte Schäfer sein Schaf frei und nahm dafür mich auf seine Schultern. So marschierten wir zu seinem Haus.

Das Gewitter war beinahe schon über uns, heftige Sturmböen bliesen uns entgegen und beutelten die Blätter und Zweige der Laubbäume. Da tauchte das weißgetünchte Haus am Hang auf und aufgeregtes Mähen von Schafen drang zu uns. Die ersten Blitze durchschnitten brennend den dunklen Himmel, der Regen fiel, wir betraten das Haus.

Ich lebte zwei Wochen bei Donato, seinen Schafen und seinem Hund.

Und seiner Frau!

Genaugenommen war seine Frau, die Jole, schon Jahre tot, aber er sprach täglich mit ihr, so als ob sie noch lebte. Er ging zum Vogelbeerbaum, der neben das Haus gepflanzt war, setzte sich in seinen wispernden Schatten und schaute in das Geäst.

»Hier lebt Jole«, sagte er schmunzelnd. »Der ›soro‹, auch Eberesche oder Vogelbeerbaum genannt, ist ein heiliger Baum.«

Mir als Stadtkind konnte er alles erzählen!

Donato war ein einzigartiger Mensch. Von Tag zu Tag stiegen mein Staunen und meine Bewunderung. Er hatte alles für mich geregelt, mein Auto hergefahren, vom nächsten Dorf aus mein Hotel angerufen und dort Bescheid gesagt und er wußte, meinen gebrochenen und geschwollenen Knöchel mit Kompressen aus Kräutern und Blättern zu heilen. Stundenlang saß ich mit dem eingewickelten Fuß im Schatten der Eberesche, während Donato seinen vielen Arbeiten nachging. Ich beobachtete die Eidechsen und Geckos, die Kaltblüter, die die Sonne so lieben und die ich immer als scheu gekannt hatte. Hier kamen sie furchtlos auf mich zu, auch die Vögel näherten sich mir neugierig hüpfend. Bot die Eberesche doch einen heiligen Schutz, wie Donato behauptete? Ich grübelte über das Phänomen, Baffo riß mich aus meinem Grübeln. Ein langer Stock hing in seinem Maul, er wollte spielen. Mit nicht nachlassender Begeisterung jagte er hinter dem Stock her, den ich immer und immer wieder werfen mußte.

Wenn die Schafe im Stall versperrt waren, gehörte der Abend Donato und mir. Er brutzelte auf der offenen Feuerstelle getrocknetes Schaffleisch, dazu aßen wir selbstgebackenes Fladenbrot und tranken gegorene Milch von Schafen. Elektrizität gab es keine, wir richteten uns nach dem Himmelslicht.

Am liebsten wäre ich für immer bei Donato zu Gast geblieben. Entweder schwiegen wir oder wir lachten oder wir kamen in Gesprächen sofort auf das Wesentliche. Er sah meinen Ehering und sagte ganz ernst zu mir, dieses Band müsse mir heilig sein. Es gäbe immer heiteren Himmel und Gewitterwolken und auch Nebel, aber der Mensch müsse da durch, bis es vorbeigezogen sei und dürfe nicht in eine andere Gegend flüchten und so tun, als ob es dort kein Gewitter gäbe!

Ohne daß ich über meine Ehesorgen, meine Flucht nach Cividale und meinen Entschluß, meinen Mann zu verlassen – unsere zwei Töchter wollte ich ihm auch wegnehmen –, gesprochen hätte, erriet er sie. Die Einsamkeit hatte ihn hellsichtig und hellhörig gemacht.

Über sich und von früher erzählte Donato nicht viel. Er war Lehrer in einer kleinen Grenzgemeinde gewesen, sprach drei Sprachen. In diesem Dreiländereck wuchs ein jeder mit Slowenisch, Deutsch und Italienisch auf, und so kam es auch, daß er nach Deutschland ging und dort fast zwanzig Jahre lang die Kinder von Gastarbeitern unterrichtete. Jetzt sei er Schäfer, seine Frau tot, Kinder hätten sie keine bekommen, und auch er müsse eines Tages, schon bald, diesen Gastplatz hier verlassen.

»Dann ziehe ich zu meiner Jole in den Baum«, lachte er.

Sein gegerbtes Gesicht legte sich in Falten und ein Strahlen kam aus seinen Augen. Donato hatte eine Schönheit und Ausstrahlung, von der ich damals noch nicht wußte, woher sie kam. Heute würde ich sagen, sie kam von der Einsamkeit und von der Nähe zu seinem Freund, dem Tod.

Eine letzte Tasse Kaffee

Schwerer Fehler ist, zum Bau einer dauernden Wohnung in dieser Welt Pläne zu schmieden, anstatt jeden Tag als den letzten seines Lebens zu leben.
Tibetanisches Totenbuch

Die junge Frau hatte ein außergewöhnlich schönes Gesicht. Der schwarze Kurzhaarschnitt, den sie seit ihrer Chemotherapie trug, betonte ihre ebenmäßigen Züge mit den Mahagoniaugen und der großflächigen Stirn. Wenn man sie ansah, konnte man den Blick nicht mehr von ihr wenden, man wunderte sich, daß die Natur so viel Vollkommenheit in ein einziges Gesicht gelegt hatte. Aber alles Vollkommene, sowie alles Große wird im Leben geprüft.

Klara kam seit zwei Jahren regelmäßig in unsere Klinik auf dem Lande. Sie hatte Krebs. Als sie dieses Mal ankam, war sie trotz ihrer Blässe schöner denn je. Ich erschrak über meine Gedanken bei ihrem Anblick: »Eine Steigerung ihrer Schönheit ist im Leben nicht mehr möglich«, dachte ich.

Jeden Tag besuchte ich Klara. Wir erwischten eine konstante Schönwetterperiode und verbrachten gemeinsam viele Stunden im Park der Klinik. Ich schob sie in ihrem Rollstuhl auf den kleinen Hügel in den Schatten von drei Buchen, die wir so liebten, setzte mich vor sie ins Gras, und Klara erzählte mir nach und nach ihr kurzes, achtundzwanzigjähriges Leben. Stunde um Stunde erinnerte sie sich und im Moment des Erzählens erkannte sie selbst, was gut und was falsch gewesen war. Und daß ihr Freund, von dem sie geglaubt hatte, er könne auch ihr Gefährte in der Not sein, sich, als ihre Krankheit diagnostiziert wurde, von ihr losgesagt hatte, erzählte sie mir jetzt ohne Groll.

»Es wird schon alles seine Richtigkeit haben«, lächelte sie.

Oft schloß sie mitten in einem Satz ihre Augen und verstummte, das Reden hatte sie erschöpft, und sie schlief ein.

Ich konnte beobachten, wie ihre Stimme von Tag zu Tag schwächer, ihr Atmen beschwerdevoller, ihr Körper kraftloser wurden, bis sie in der zweiten Woche ihr Bett nicht mehr verlassen konnte. Sie lag ohne sich zu rühren, hoch aufgestützt auf dem Rücken, ihre Arme und Hände ruhten auf der Bettdecke. Bei meinem Eintreten in ihr Zimmer lächelte sie dünn und sagte entschuldigend, sie sähe nicht mehr gut, alles verschwömme vor ihren Augen, die Dinge flößen ineinander, als ob alles eins sei. Ich zog einen Stuhl neben ihr Bett, nahm ihre Hand in meine Hand und machte den Vorschlag, die Augen zu schließen und gemeinsam zu meditieren.

»Ich kann das nicht«, meinte Klara, »ich fühle mich zu schwach dazu.«

»Dann schließt du deine Augen, ich meditiere und widme dir meine Meditation«, antwortete ich.

Während ich eine Lichtmeditation begann, schlief Klara sehr schnell ein. Sobald ich fertig meditiert hatte, wachte sie wieder auf, ihre Augen schauten mich glücklich an. Leise, so wie man über etwas Geheimnisvolles spricht, vertraute sie mir an, daß sie von einem goldenen Raum geträumt hätte.

»Ich bin in diesem Raum durch und durch in goldenes Licht getaucht gewesen.«

Am nächsten Tag war ich verhindert und konnte Klara nicht besuchen. Ein Telefonanruf der Station, auf der Klara lag, erreichte mich am Nachmittag: ich solle sofort kommen, etwas Ungewöhnliches sei mit Klara, sie wolle fliehen. Nach einer halben Stunde traf ich bei ihr ein. Sie hatte sich die Infusionsnadel selbst aus dem Arm genommen, sich angezogen und erwartete mich ausgehfertig auf einem Stuhl sitzend.

»Ich muß hier raus, ich will junge, lebendige Menschen sehen, Leben hören. Bring mich bitte in ein Kaffeehaus!«

Sie brachte ihren Wunsch mit einer so gierigen Sehnsucht hervor, daß ich ihr den Ausflug nicht abschlagen konnte. Ich holte einen Rollstuhl und wir verließen die Krebsklinik. Mit meinem Auto fuhren wir in den nahen Ort, dort gab es ein einziges Straßencafé mit kleinen Marmortischen, harten Drahtgeflechtstühlen, Oleanderbüschen in Holzkübeln und jungen Kastanienbäumen entlang der Straße.

»Der Rollstuhl bleibt im Auto, ich gehe zu Fuß ins Café!«, bestimmte Klara.

Sie schaffte es ohne meinen stützenden Arm zum nächststehenden freien Tisch. Wir bestellten Kaffee, und Klara auch noch Zigaretten. Sie schaute sich um.

»Ich sehe nicht mehr gut, aber ich spüre die Menschen.«

Es war das übliche nachmittägliche Bild in dem kleinen oberbayerischen Straßendorf. Mütter trafen sich im Café, Kinder bewarfen sich mit Kieselsteinen, Vertreter gingen neben ihrer Tasse Kaffee Listen durch, Witwen und einige wenige Witwer blickten stumm auf ihre Kuchen hinab. Ganz im Gegensatz zu Klara wollten sie nichts von der kleinen Welt und vom dörflichen Leben sehen.

Klara bestellte eine zweite Tasse Kaffee. Als er kam, sagte sie feierlich: »Meine letzte Tasse Kaffee«, und dann griff sie sich ihre letzte Zigarette aus der Schachtel. Konzentriert nahm sie Schluck für Schluck, Zug um Zug. Ich beobachtete sie dabei, wie sie hingegeben mit einem inneren Gewahrsein all ihrer Sinne trank und rauchte und schaute.

Sie nickte mir zu, ich verstand. Ich zahlte und holte den Rollstuhl aus dem Auto. Schweigend fuhren wir in die Klinik zurück, ich blieb bei ihr.

Ihr Sterben ging dann schnell vor sich. Sie ließ das Leben los und übergab ihren Körper der Auflösung. Nach sieben Stunden folgte dem Ausatmen kein Einatmen mehr. Klaras schönes Gesicht schloß seine Pforten, und ein liebendes Strahlen, von dem ich nicht sagen konnte, ob es von innen, von außen kam, legte sich darauf. Ich spürte den süßen Frieden des Todes, stand auf, öffnete das Fenster und ließ die Seele hinaus in die Unendlichkeit eines bestirnten Nachthimmels.

Recycling – eine Betrachtung

Was ist, kann nicht aufhören zu sein
Alexandra David-Néel

Bei meiner Rückkehr hatte sich nicht nur die Mode geändert, auch der Flughafen war ein anderer geworden. Schon im Flugzeug, das mich nach siebzehn Jahren Abwesenheit wieder nach München brachte, fiel mir die andersartige Kleidung der Menschen auf. Ich paßte nicht mehr zu ihnen. Farbe, Länge und Schnitt meiner Kleidung unterschied sich so sehr von den anderen, daß fast jeder Mitreisende einen erstaunten, vielleicht auch amüsierten Blick auf mich warf. Zwischen zwei Möglichkeiten konnten sie wählen, entweder war die Frau hoffnungslos altmodisch oder sie trug schon den Trend der Zukunft.

So ist es immer. Das Vergangene wird plötzlich Zukunft. Der dernier-cri ist wieder der letzte Schrei aus der Vergangenheit. Meine Kleidung war der dernier-cri!

Bei meiner Rückkehr aus Südamerika hatte ich noch andere, wirkliche Probleme, denn ich sprach nicht mehr die Sprache meiner Landsleute. Zwar sprach ich Deutsch, aber ich melodierte und gestikulierte und vor allem, ich dachte in der Sprache der Latinos, und die Deutschen sahen mich verständnislos an. Mit meinen südamerikanischen Gefühlen, meiner Mitteilsamkeit und Neugierde rückte ich ihnen zu nahe. Einige wendeten sich brüsk ab, andere belächelten mich. Aber auch ich fand die Menschen verändert: einsam, erkaltet, unnahbar und jammernd lebten sie in ihrer komfortablen, hochindustrialisierten Welt.

Ich landete auf dem modernsten europäischen Flughafen. Das ländliche, herzliche Riem gab es nicht mehr, jetzt wurde in Franz-Josef-Strauß gelandet, in Kälte, Marmor und Sterilität. Luxus hemmt die mitmenschlichen Kontakte. Ich sah weder Freude, Ausgelassenheit, noch Mitteilsamkeit bei den Menschen, die aus dem Urlaub kamen oder in den Urlaub, der schönsten Zeit des Jahres, flogen. Ihre Gesichter waren vor Anstrengung leer.

Am liebsten wäre ich wieder umgekehrt, dorthin wo kein Marmor am Boden lag, sondern Kleinkinder, Windeln, Abfall, dorthin wo ich während des Wartens auf meinen Abflug nicht allein und fremd blieb, dorthin wo die Menschen, auch wenn es nur für eine Stunde war, mich in ihre große Familie aufnahmen, mit mir Essen und Worte teilten, dorthin wo niemand allein mit seinem Schicksal war.

Im Franz-Josef-Strauß Airport fühlte ich mich sehr allein. Keiner lächelte mich an, niemand sprach mit mir. Mit stummen, aggressiven Gebärden schwirrten die Menschen durch den neuen Flughafen. Ein Hafen ist ein Ort der Geborgenheit, des Einlaufens nach langer Fahrt und des

Wiedererkennens der Heimat. In meiner Heimat landete ich in einer außerirdisch anmutenden Flugrampe. Ich sehnte mich nach Riem, nach Südamerika und nach den Menschen.

Meine Kleidung war altmodisch, meine Gefühle waren altmodisch, aber vielleicht waren sie Vorboten einer neuen Zeit.

Langsam lebte ich mich wieder in Deutschland ein, aber mein Herz hing weiter einer anderen Lebensart an, die ich zu bewahren suchte. Da drang ein Klirren an mein Ohr, das jeden Stadtteil und jedes Dorf erfüllte wie Glockengeläut – von sieben bis neunzehn Uhr nur an Werktagen. Ich lernte RECYCLING kennen. Und was ich sah, versöhnte mich ein wenig. Recycling ist die Brücke vom linearen zum zyklischen Denken, das uns vom Wesen der Technik wieder zum Wesen der Natur bringt, deren Gesetz lautet: Schöpfung ist Tod und Tod ist Neuschöpfung.

Zu den Containerplätzen sehe ich die Menschen pilgern wie früher zur Kirche. Ihre Hände tauchen in dunkle Öffnungen, als wollten sie sich die Weihe holen. Kinder werden zu den hohen Öffnungen emporgehoben, damit auch sie das Ritual vollziehen. Klingend, krachend und splitternd verhallen die Recycling-Lieder. Die Gesichter der Menschen zeigen während des Akts einen andächtig-konzentrierten Ausdruck, Flasche zu Flasche, danach gehen sie getröstet fort, denn sie haben eine gute Tat vollbracht mit der sie in die Ordnung einer alten Ordnung treten. Ein Hauch von Gelassenheit und Fröhlichkeit bleibt zurück.

Der Friedhof Sankt Peter zu Salzburg

Dann geh ich zu dir
stehe blicklos am Grab
und weiß von deiner Mühe
dich aufzugeben an jenem Tag.
Marta Brandner

Ringsum ist Felseneinsamkeit. Mit diesen Worten aus dem Gedicht von Georg Trakl über den Friedhof Sankt Peter, das in die Mauer des Eingangstores eingelassen ist, betrete ich den Friedhof. Es ist ein mild glitzernder Oktobertag, die Sonne schickt niedrige Strahlen zwischen die Lücken der grauen Grabsteine. Die großen Grabkammern und Gruften sind in den Fels des Mönchsberges gehauen, dort, wo die Nacht dunkler und kälter ist.

Indes die Bäume blüh'n zur Nacht,
Daß sich des Todes Antlitz hülle
In ihrer Schönheit schimmernde Fülle,
Die Tote tiefer träumen macht.

Ob sie tiefer träumt in ihrem Felsengrab die ›Großgrundbesitzersgattin‹, die hier unter der dicken Steinplatte versenkt und hinter hohen Eisengittertüren verschlossen liegt? Oder werden die tiefer träumen, die ihre Sünden bereut, ihr

Leben überdacht und zuletzt in Gottes Hand gelegt haben? Wieviele sind es? Ist es der ›Weingastgeber‹ oder die ›Edle Frau‹, die ›Hofopernsängerin‹ oder ist es der ›Prinz Alban‹?

Viele Menschen gehen mit mir von Grab zu Grab. Was führt sie hierher an den Ort der Toten von Sankt Peter? Sind es Blutsbande, die sie mit ihnen verbinden oder ein Freundschaftsleben? Sind sie Grabmalbetrachter, Kunstliebhaber, Stilesucher? Treibt sie die Sehnsucht nach Frieden und nach dem Hintersichhaben hierher? Warum bin ich eingetreten in das stille, steinerne Geviert zwischen Domplatz und Mönchsberg? Sicher auch, um mich dem hektischen, internationalen Gepräge der Festspielstadt zu entziehen, um wieder mich zu spüren, die ich im bunten Gewirr der Innenstadt verlorengegangen war, um des Stillstehens willen, das ich nach dem ziellosen Sichtreibenlassen suche.

Der Himmel lächelt still herab
In diesen traumverschlossenen Garten,
Wo stille Pilger seiner warten.
Es wacht das Kreuz auf jedem Grab.

Ein Wappen aus zwei gekreuzten Händen kündet vom ›Handschuhmacher und Bandagisten‹. Er ruht in seinem steinernen Grab, während von ihm gefertigte Handschuhe vielleicht noch in Gebrauch sind. Und um das schmiedeeiserne Kreuz des bescheidenen Nachbargrabes, eines ›Wirklichen Hofrats‹, ranken blutrote Rosen. Es sind späte, satte Herbstrosen, die auch im nächsten Jahr blühen werden. Da ruht ein ›Ankömmling, ein Fremder aus Kleinsassen‹, er bittet um das Recht auf ein Grab in der Fremde. Er bekam es, liegt wohlverwahrt in seinem Felsengrab. Daneben prunkt eine Fabrikantengruft. Marmorne Engel bewachen den Eingang. Neben der großen Tafel für das Fabrikantenehepaar fällt eine zusätzliche kleine Steintafel auf, angebracht für eine ›Akademische Tänzerin‹ anderen Namens, die keine dreißig Jahre alt wurde. Warum liegt sie bescheiden beim geldigen Fabrikanten? War sie Geliebte, uneheliche Tochter, suchte sie den Tod? Tief im Felsen ruht das Geheimnis.

Ringsum ist Felseneinsamkeit.
Des Todes bleiche Blumen schauern
Auf Gräbern, die im Dunkel trauern
Doch diese Trauer hat kein Leid.

An der Außenseite des Marienkirchleins liegt aus Stein gemeißelt, überlebensgroß, zur Besichtigung und zum ewigen Gedenken an den Krieg aufgebahrt ein toter ›Waffenkamerad‹. Nicht weit davon entfernt ruht unter bescheidenem Erika ›Heinrich, der Ritter‹. Die Grabinschrift verrät nicht die Art seines Todes. Siechend im Bett, in voller Rüstung auf dem Feld der Ehre, gar im galanten Duell? Im Weitergehen überfliege ich die verwitterten Steintafeln, die an einen ›Orgelspieler – von den Zeitgenossen hoch gepriesen‹ erinnern, an einen ›Gewesenen Medizinar-Doctor‹ und auch eine ›Gouvernante selig verschieden‹ hat sich eine Gedenktafel verdient, gesetzt von den ›Jungen Grafen‹.

Es dämmert. Im Oktober wird der Friedhof um siebzehn Uhr geschlossen, das verkündet die große Tafel der Friedhofsverwaltung. Ich begebe mich langsam zum Ausgang. Leise wiederhole ich die letzten Zeilen aus Trakls Gedicht und trage sie mit mir fort.

Indes die Bäume blüh'n zur Nacht,
Daß sich des Todes Antlitz hülle
In ihrer Schönheit schimmernde Fülle,
Die Tote tiefer träumen macht.

Die Zeit

Der Mensch sagt,
die Zeit vergeht;
die Zeit sagt,
der Mensch vergeht.
Sprichwort aus Bhutan

Da ward aus Abend und Morgen der erste Tag!‹ Gottes erste Tat war die Zeit. Der erste Tag der Schöpfung ist der Beginn der Zeit, es ist das Fallen aus der Ewigkeit.

Mit seiner Geburt, seiner persönlichen Schöpfung, fällt der Mensch in die Unentrinnbarkeit von Zeit und allen die Erde beherrschenden Gesetzen: die Gesetze der Schwerkraft, Fliehkraft, Eigendrehung und Drehung um die Sonne. Zu Lebzeiten werden wir diese Gesetze nicht mehr los.

In der Genesis heißt es weiter an den aufeinanderfolgenden Schöpfungstagen: ...›da ward aus Abend und Morgen der zweite, dritte, vierte, fünfte, sechste Tag‹.

Am siebten Tag der Schöpfung, der geheiligt und gesegnet ist, werden die Menschen wieder aus den irdischen Gesetzen entlassen. Am siebten Tag fehlen in der Genesis die Worte ›da ward aus Abend und Morgen der siebte Tag‹! Am siebten

Tag wird die Grenze der Zeit überschritten, der siebte Tag ist wieder das Eingehen in die Ewigkeit. Diesen siebten, heiligen Tag erleben wir im Tod. Wir lösen uns von den zwingenden Erdgesetzen, wir siegen über sie.

Nach Jahrmillionen ist es den Menschen, den Wissenschaftlern gelungen, vier Erdimpulse auszuschalten und dadurch die Weltraumforschung zu ermöglichen. Nur das Gesetz der Zeit ist in seiner unverrückbar fortlaufenden Bewegung bestehen geblieben. Gott stellte uns unter die Zeit, der Zeit entfliehen wir nur durch seinen Willen, am siebten Tag erlöst er uns von der Zeit.

Was ist die Zeit? Sie ist ein Perpetuum mobile, eine fortlaufende Dynamik, die in sich drei Teile birgt, Vergangenheit, Gegenwart und Zukunft. Man kann aber von keiner Teilung sprechen, sie sind die Einheit einer vorlaufend und einer rücklaufend wirkenden Funktion. Die Gegenwart ist der Zusammenschluß der vorlaufend orientierten Vergangenheit und der rücklaufend orientierten Zukunft. Verständlich wird die Zeit am Bild einer Meereswelle. Das Wellental, die Gegenwart, wird gespeist aus der vorrollenden Dynamik des Wellenberges, der Vergangenheit, und der rückläufigen Strömung der an ein Ende gekommenen Welle, der Zukunft.

Mit Beginn seines Lebens bekämpft der Mensch die Zeit, während er dagegen die vier weiteren Erdgesetze leicht hinnehmen kann. Wir rennen nicht gegen die Schwerkraft an, verzweifeln an keiner Fliehkraft oder verfluchen die Rotation. Doch solange wir leben, stoßen wir uns am Gesetz der Zeit, kämpfen gegen sie und verzweifeln fast an ihr.

Dem Menschen wohnt eine innere Spaltung inne. Sein Körper ist dem Gesetz der Zeit unterworfen, während sein Geist und seine Seele außerhalb der Gesetze existieren. In unseren Träumen, manchmal auch in Gebeten und meditativer Versenkung erfahren wir eine Loslösung von den Erdgesetzen und spüren das Nichtvorhandensein von Zeit. Kinder leben zwar unter der Zeit, aber nicht mit der Zeit; nach ungefähr sechs Jahren haben wir die Kinder für das Leben mit der zeitlichen Begrenzung abgerichtet.

Denn die Zeit ist sowohl Grenze als auch Begrenzung. Jede Grenze macht neugierig und will überschritten werden, gleichzeitig ist jeder ›Übertritt‹ mit Angst verbunden.

Die Grenze ›Zeit‹ hat die Angst in die Welt gebracht!

Im Tod erfahren wir unwiderruflich das Gesetz der Zeit zum letzten Mal. Das letzte Mal ist auch das intensivste, äußerste Erleben unserer Angst, die Zeitgrenze zu überschreiten. Der Tod ist ein Hinausgeborenwerden aus der begrenzten Welt von Raum und Zeit, die mit dem Hineingeborenwerden bei unserer Geburt begonnen hatte. Jede Geburt muß mit großen Schmerzen gekoppelt sein, um uns den wichtigen grenzüberschreitenden Augenblick bewußt zu machen, sowohl beim Lebenseintritt, wie beim Lebensaustritt.

Geburt und Tod sind komplementäre Vorgänge. Die Geburt ist der erste Tag, der Tod der siebte Tag der Schöpfung. Seele und Geist werden in der Welt durch die begrenzende Materie ergänzt, und der Körper findet seine Ergänzung im Tod durch die Überwindung der Gesetze von Raum und Zeit.

»Was passiert, wenn die Zeit aufhört zu sein?«, das fragt sich jeder Mensch im Angesicht des Todes. Wir wissen es nicht und wir können es uns auch nicht vorstellen. Wir kennen Berichte von Menschen, die am Schnittpunkt der Zeit gestanden, aber nicht über sie hinausgegangen waren. Nahtod ist der Schnittpunkt von Diesseits und Jenseits, aber er ist noch nicht das Jenseits.

Aus unseren Mythen und Märchen, die das geheime Wissen der Menschheit bergen und weitertragen, kennen wir die Bilder und Symbole vom Übersetzen über den Fluß der Zeit. Doch was folgt dann?

Seit Jahren sitze ich geduldig bei Sterbenden, bis sie die Zeitgrenze überwunden haben. Das ergriffene und verzweifelte Starren auf einen Abgrund, die Angst vor dem Schritt in den vermeintlichen Abgrund habe ich fast ausnahmslos bei allen Sterbenden gesehen.

Auch wenn ich mich selbst tief in die Zeit versenke, um sie zu erkennen, packt mich tiefste Verzweiflung über die Zeit. Wenn ich aber in einer Meditation weitergehe, durch die Zeit hindurch- und hinausgehe, dann werde ich leicht und frei und glücklich.

Und genau das spiegelt sich in den Gesichtern der Menschen wider, die es hinter sich gebracht, die Zeit überwunden haben. Die Gesichter der Toten künden von ewiger Ruhe und ewiger Freiheit, von der Rückkehr zu GOTT.

Marta Brandner

Der verborgene Inka

Roman

192 Seiten. Gebunden mit Schutzumschlag.

ISBN 3-9805969-3-1

Ein Roman über Südamerika. Ein Roman über die faszinierende Welt der Tropen, über eine Welt fernab der Zivilisation, über die mystische Welt der Indianer, von glühender Sonne und dem Terror des ›Leuchtenden Pfades‹.

»Ihr im klaren einfachen Stil geschriebener Roman wirkt trotz des melodramatischen Inhalts nicht trivial, sondern unmittelbar, mitreißend und zum Nachdenken anregend.
Ein Buch, dem man viele Leser wünscht.«
Buchprofile

»Spannung pur.«
Lisa

»Ein Buch, das mit Hilfe der erzählerischen Dichte den Alltag in der sogenannten Dritten Welt besser widerspiegelt als ein Film oder Bildvortrag es je könnte.«
Oberbayerisches Volksblatt